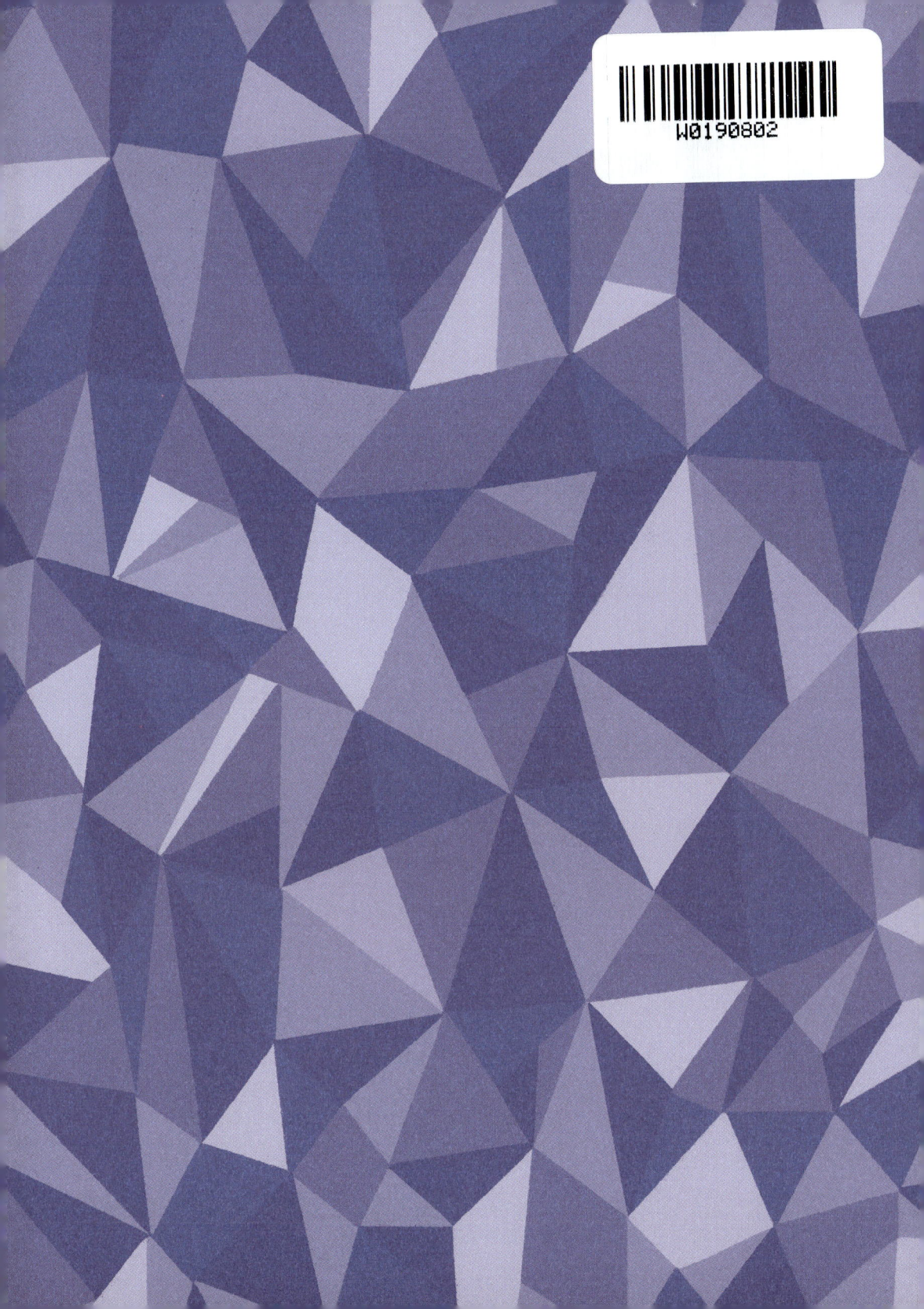

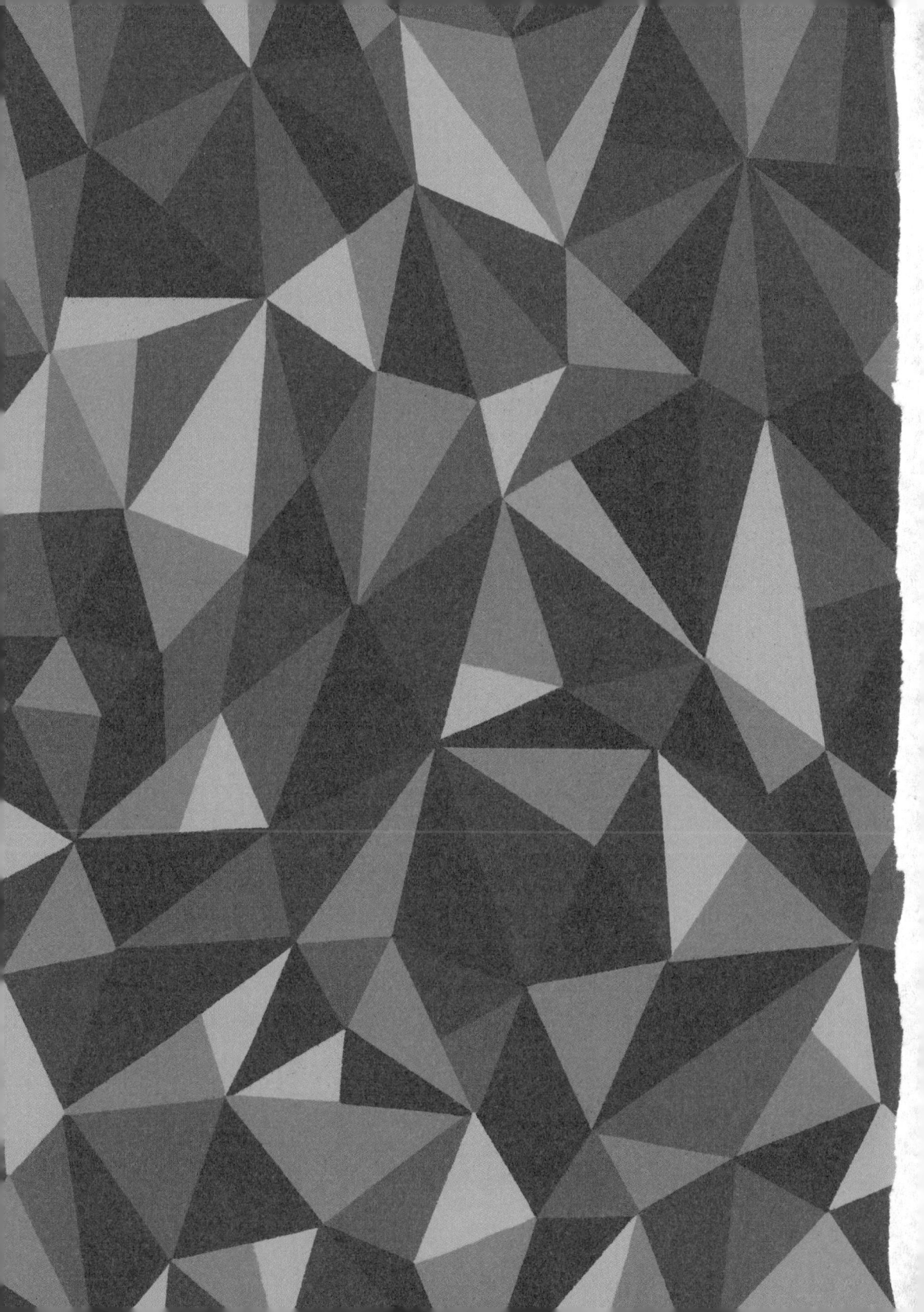

DIE
KRISTALLE DER
SIEBEN CHAKREN

Titel der Originalausgabe: *I cristalli dei 7 chakra*

© 2022 Librero IBP
(für die deutsche Ausgabe)
Postbus 72, 5330 AB Kerkdriel,
Niederlande

Vivida™ is a trademark property of
White Star s.r.l.
www.vividabooks.com

© 2022 White Star s.r.l.
Piazzale Luigi Cadorna, 6
20123 Mailand, Italien
www.whitestar.it

Herausgeber: Balthazar Pagani
Projektleitung: Elena Cattaneo
Redaktion: Caterina Grimaldi
Layout: Davide Canesi / PEPE *nymi*
Fotokatalog: Daniele Mari

Aus dem Englischen von Anne Döbel
(für iMport/eXport)
Lektorat: Anika Seemann
Satz: iMport/eXport

Gedruckt und gebunden in der Türkei

ISBN 978-94-6359-871-2

LUCA APICELLA

DIE KRISTALLE DER SIEBEN CHAKREN

—— Finde deine Balance mit Kristallen ——

Illustrationen von
Alessandra De Cristofaro

Librero

INHALT

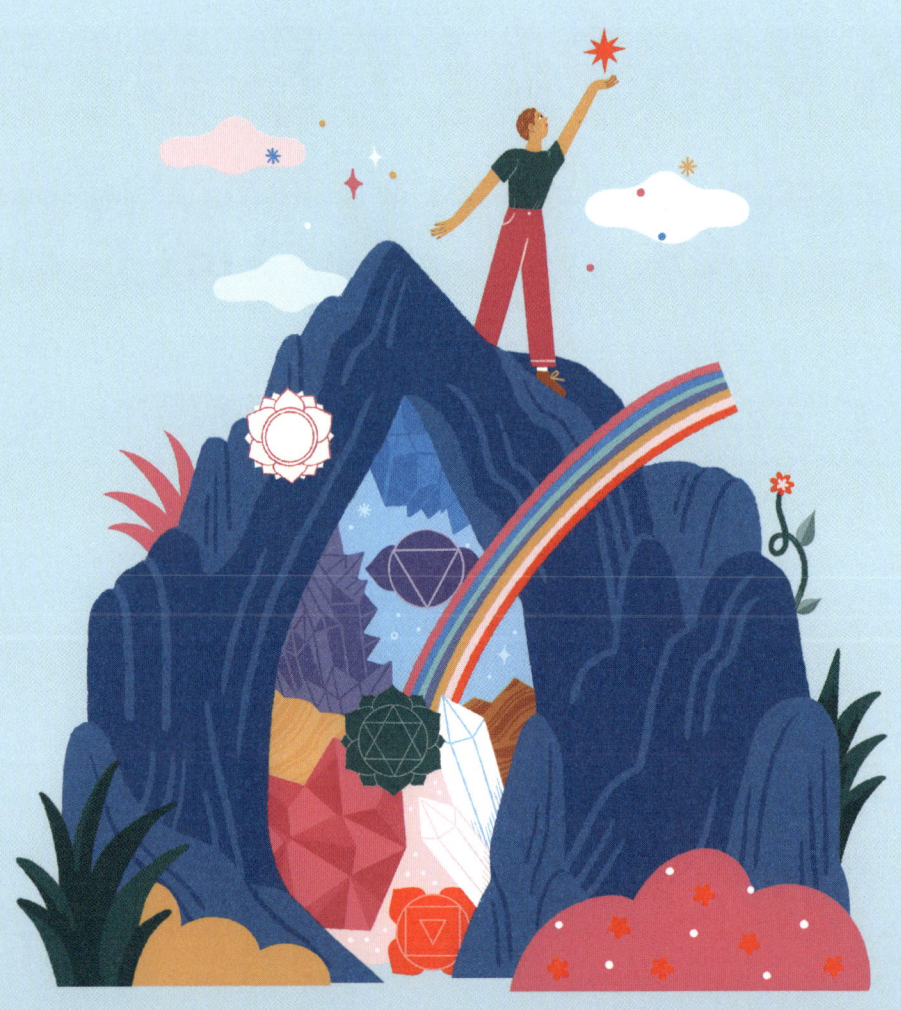

KAPITEL 1
....

Was sind die 7 Chakren
und was ist ihre Aufgabe?

11

KAPITEL 2
....

Wie Chakren, Organe und
Krankheiten verbunden sind

29

KAPITEL 3
....

Harmonie in die
Chakren zurückbringen

39

KAPITEL 4
....

9 Steine für
unsere Chakren

47

KAPITEL 5
....

28 Steine für das psychische
und physische Wohlbefinden

67

KAPITEL 6
....

Die Auswahl
der Steine

127

KAPITEL 7
....

Der Umgang mit den
Steinen und ihre Reinigung

135

KAPITEL 8
....

Nutzungsdauer
der Steine

143

FOTOKATALOG **151**

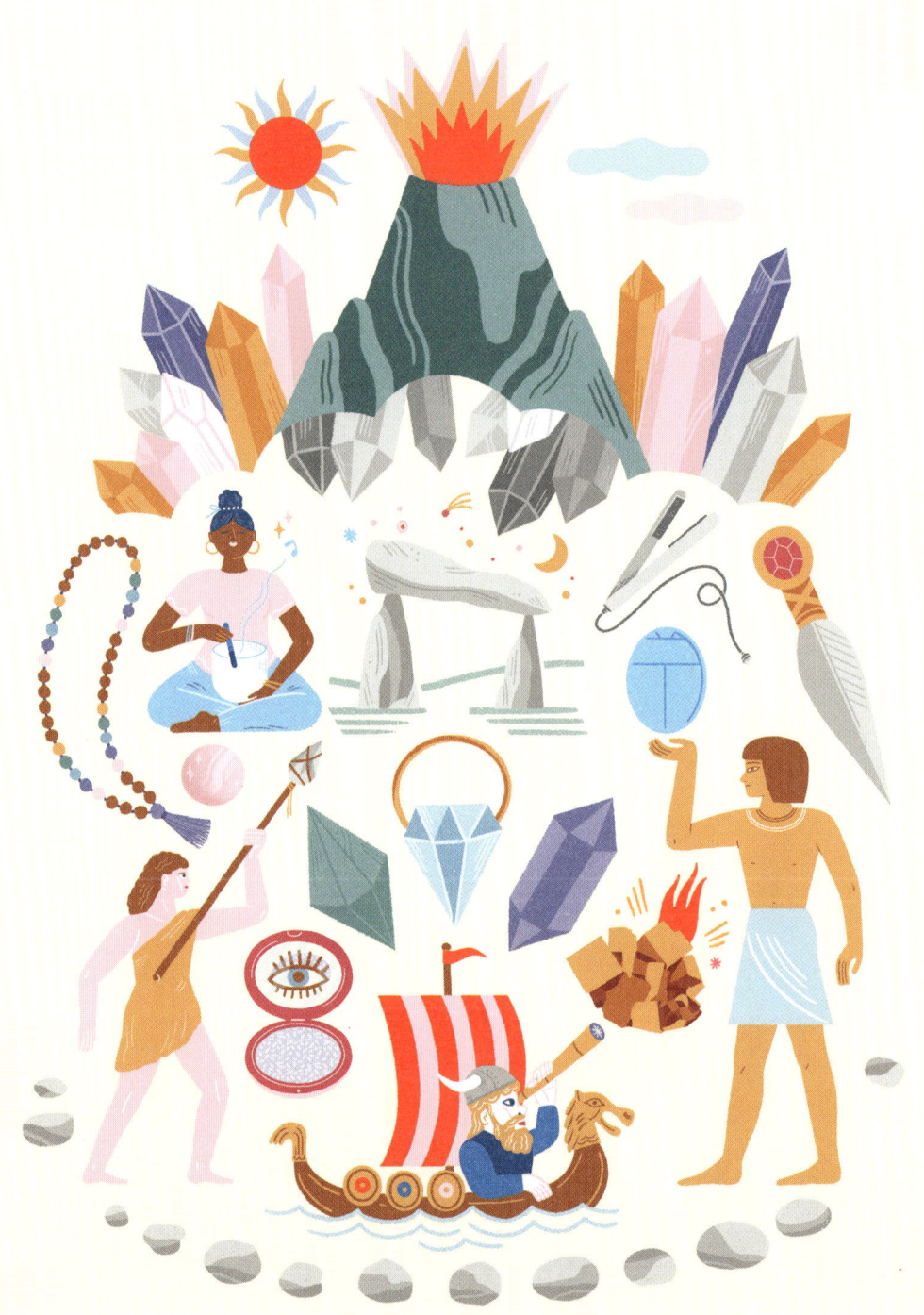

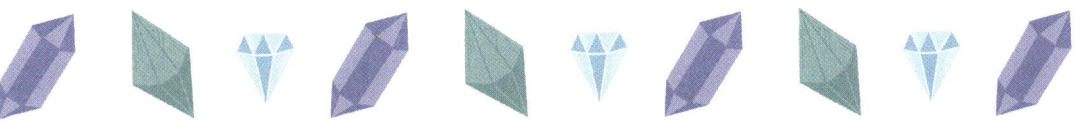

Wenn wir einen Regenbogen sehen, der aus Kristallen besteht, ist das ein Augenschmaus und er bringt unsere Seele zum Schwingen. Das ist keine Metapher: Nein, es steckt Wahrheit darin, dass Steine schwingen – und wir mit ihnen.

Es ist wichtig, dass wir unsere Schwingungen aufrechterhalten. Leider neigen wir im Gegensatz zu den Kristallen dazu, unsere Frequenz zu verändern oder gar zu verlieren. Wenn eine Frequenz auf eine andere trifft, richten sich beide miteinander aus. Und so nennen wir die Steine „unsere großartigen Helfer", die uns in vielen verschiedenen Momenten unseres Daseins unterstützen und uns helfen, die verlorene Frequenz wiederzufinden.

Seit Beginn der Zeit gehören Steine überall auf der Erde zum Alltag von uns Menschen. Jede große Zivilisation erkannte die rituellen, magischen, symbolischen und ästhetischen Funktionen der Steine.

In der Religion kommen Kristallen verschiedene Aufgaben zu. In den royalen Blütezeiten wurden Königskronen mit wertvollen Steinen geschmückt. Einige behaupten, der Sinn bestehe darin, auf diese Weise die Verbindung zum Kronenchakra (dem siebten Chakra) zu stärken und es so auf die Anforderungen des Gottes auszurichten, dem der Träger der Krone diente.

Schier unzählige Verwendungen fanden Steine in der Kunst, der Technik und der Wissenschaft und auch heute noch werden sie für alle erdenklichen Zwecke verwendet – von ernsten zu eher vergnüglichen. Das Aufkommen chemischer Pigmente hat die Naturmaterialien nicht verdrängt, so dass auch heute noch häufig Glimmererde in Glitter und Lidschatten zu finden ist.

Ein weiteres Einsatzgebiet von Steinen seit der Antike ist die Heilung verschiedenster Krankheiten durch das, was wir heute „Kristalltherapie" nennen, eine Fachrichtung der Komplementärmedizin, die es schon immer gab.

Das grundsätzliche Prinzip dieser Richtung besteht kurz gesagt darin, den richtigen Stein (das schließt Bernsteine und Fossilien ein) zu finden,

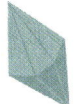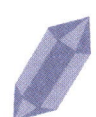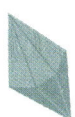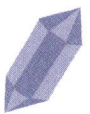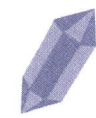

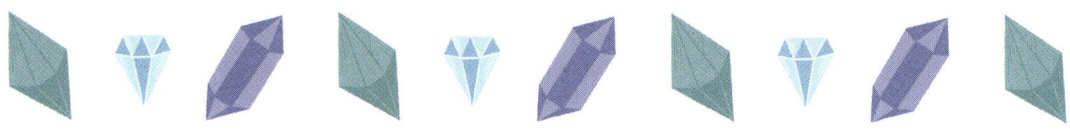

der seine Schwingungen überträgt, um aus dem Lot geratene Energiezentren durch direkten oder indirekten Kontakt wieder in Balance zu bringen. In dieser Hinsicht ist der Einfluss der Steine auf unser physisches, emotionales, mentales und spirituelles Wohlbefinden sehr wertvoll. Sie sind Helfer bei der Behandlung – von der Feststellung des Problems bis zur Lösung.

In der naturheilkundlichen Medizin werden sehr alte Praktiken verwendet. Zum Beispiel lehrte die medizinische Schule von Kos (die der Ursprung der Medizin des Hippokrates ist), dass Krankheit die Folge einer Missstimmung zwischen Patienten und den Elementen (Erde, Wasser, Luft, Feuer) ist, innerlich und äußerlich. Die Elemente haben Einfluss auf unsere Stimmung und unsere Organe und können – wenn sie aus dem Gleichgewicht geraten – zu Störungen führen. Auch damals wurden die Steine eingesetzt, um die sogenannten „Schwingungsverbindungen" wiederherzustellen und damit Harmonie zwischen Patienten und Elementen zu erzeugen.

Im Grunde sprechen wir hier über Energie, deren Grad bei einem Überschuss oder einem Mangel ausgeglichen werden kann, indem die Funktion der Chakren, die die Energie regulieren, wiederhergestellt wird. Oder in anderen Worten: Es geht darum, das ausgewogene Verhältnis zwischen unserem physischen oder feinstofflichen Körper und dem Universum und Mutter Natur wiederherzustellen, von denen wir ein Teil sind, um zu unserem wahren Selbst und so zum Wohlbefinden zurückzufinden.

Es gibt eine große Anzahl unterschiedlicher Steine und jeder hat spezifische Eigenschaften, die wir entdecken und studieren können. Jaspis, Achat, Quarz und viele andere stehen bereit, uns zu retten und uns mit auf eine Reise ins Bewusstsein zu nehmen, die zu äußerem und innerem Wachstum führen kann.

Die Steine fordern uns auf, sie zu erforschen und eine Kristalltherapie auszuprobieren, die uns auf so vielen Ebenen hilft.

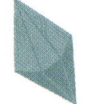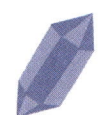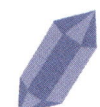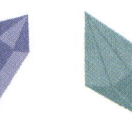

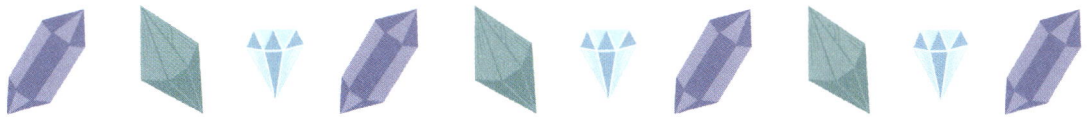

Lassen Sie uns lernen, wie wir Kristalle erkennen, wie wir mit ihnen umgehen und sie richtig reinigen – was von Stein zu Stein unterschiedlich sein kann. Wir lernen, wie wir sie mit unseren Händen oder Werkzeugen wie Pendel untersuchen können und wie und wann wir sie tragen sollen. Und wir erfahren, wann welcher Stein in der jeweiligen Situation der geeignetste ist.

Die 37 Steine in diesem Buch bilden die Grundlage der Kristalltherapie. Betrachten Sie sie als Anfangsausrüstung, als erste unabhängige Babyschritte in diese verblüffende Welt, die ausschließlich für uns arbeiten.

Eine aufregende Reise, auf der wir wachsen, die unser ganzes Sein nähren und erweitern wird, eröffnet sich uns. Auf geht's! Betreten wir gemeinsam die Welt der Steine.

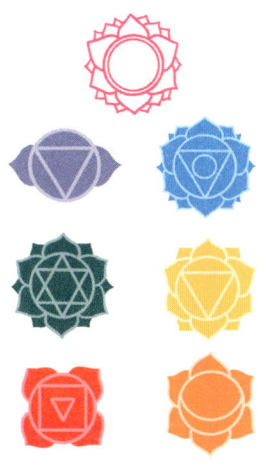

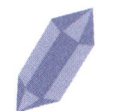   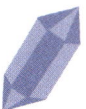 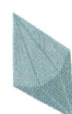    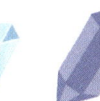

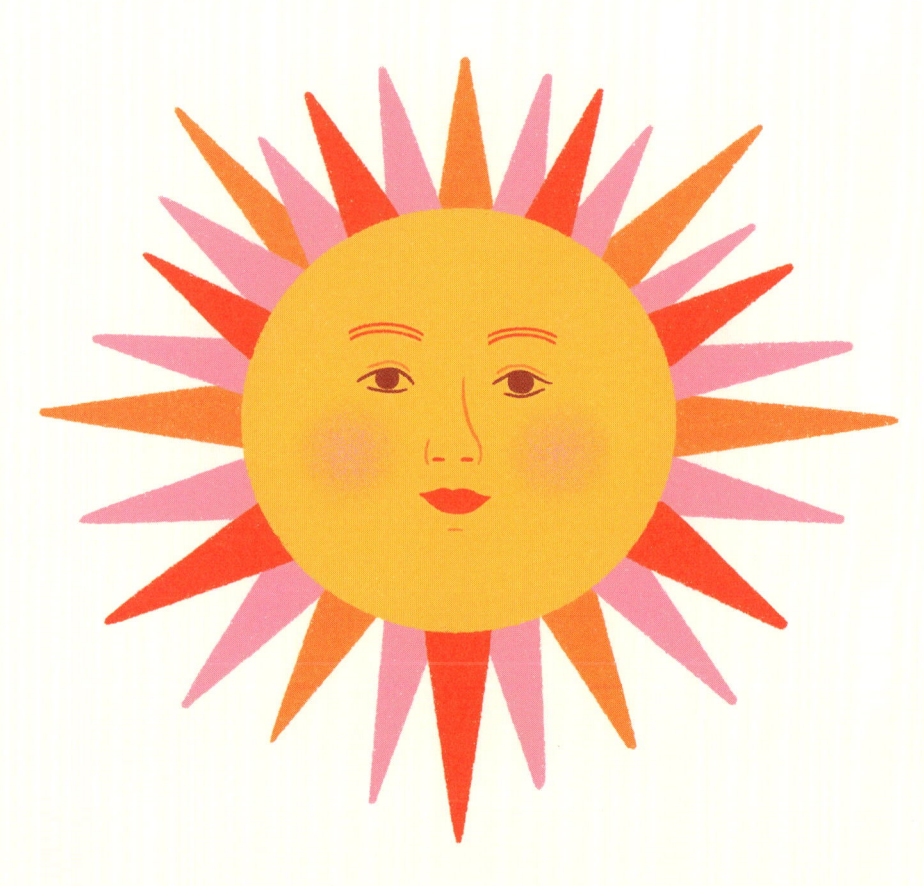

KAPITEL 1

WAS SIND DIE 7 CHAKREN UND WAS IST IHRE AUFGABE?

Das Wort *chakra* stammt aus dem Sanskrit und bedeutet „Kreis" oder „Rad". In vielen Kulturen und Religionen heißt es, dass Chakren Räder sind, deren Energie leuchtet, wenn sie sich drehen. In Indien, das als direkter Erbe der Sanskrit-Kultur gilt, wird sich meist auf sieben Chakren bezogen. Bei genauerer Betrachtung stellt sich heraus, dass sich die Anzahl zu mehr als 40.000 Energiezentren summiert, alle mit der Aufgabe, den Fluss des Treibstoffs zu lenken, der unsere Körper und Organe am Laufen hält. Ihre Form ist die eines Kegels, dessen Spitze in der Wirbelsäule steckt, ihre Drehbewegungen sind asynchron. Durch diese Bewegungen kann die Energie frei fließen, ohne je anhalten zu müssen – wie beim Atmen. Während frische Energie in ein Chakra fließt, löscht ein anderes Chakra die alte und leitet sie aus dem Körper heraus.

Prana, oder Lebensenergie, wird aus Sonnenenergie und Bäumen gezogen, letztere haben auf der physischen Ebene die Aufgabe, Kohlendioxid in Sauerstoff zu verwandeln.

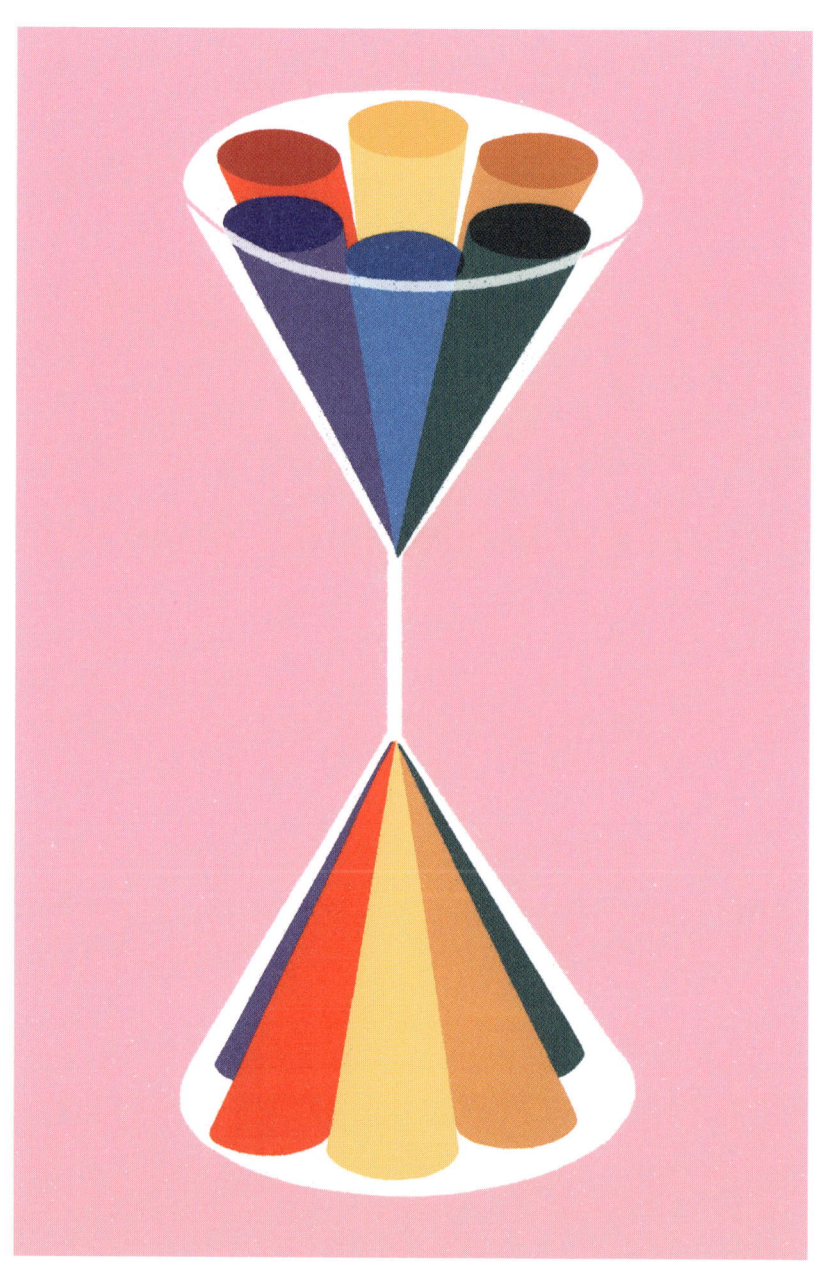

Dieser Prozess ist Aufgabe spezieller Chakren, den „ätherischen Chakren". Sie befinden sich außerhalb des physischen Körpers, genauer: in den Auraschichten, die uns umgeben. Ätherische Chakren nehmen Energie auf, zerlegen sie in sechs Farben und leiten sie in die verschiedenen Chakren um. Jeder Chakra-Kegel besitzt sechs Mikrotubuli, jeder in einer anderen Farbe, die die von der Primärenergie gewonnene Farbe zum Chakra derselben Farbe weiterleiten.

Der Zweck der Farben

Jede Farbe besitzt die Schwingungsfrequenz mehrerer Elektronen. Am langsamsten schwingt Rot, am schnellsten Violett.

Darin liegt auch der Grund, warum die sieben Chakren sieben unterschiedliche Farben haben: Jedes setzt seine Farbe für die jeweiligen Körperregionen gemäß der dort benötigten Frequenz ein.

Arbeiten die Chakren ordnungsgemäß, ist der Energiefluss ausgeglichen und versorgt die Organe bestmöglich. Probleme entstehen, wenn die Energiezentren abweichend arbeiten und zu viel oder zu wenig Energie in ihre verbundenen Organe schicken. Dadurch ändern sich die Verhältnisse in den Organen und es besteht mittelfristig das Risiko, zu erkranken.

Es ist also notwendig, die Energiezentren durch verschiedene nützliche Praktiken auszubalancieren, eine der bedeutendsten ist die Kristalltherapie.

MULADHARA

Das erste Chakra

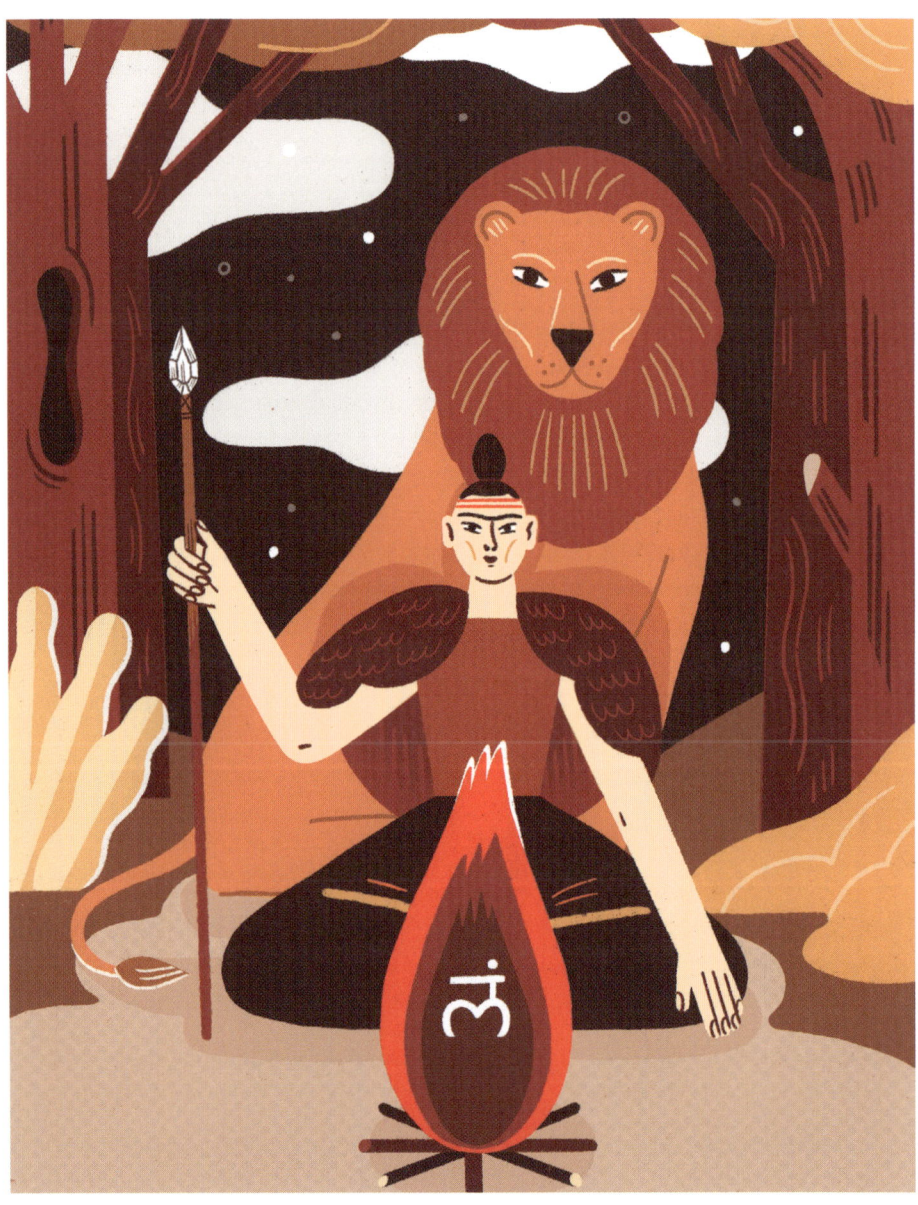

Das erste Chakra ist mit dem Element Erde verbunden. Hier finden sich alle Grundprinzipien unseres Lebens: Ernährung, Schlaf, Fortpflanzung und Ausscheidung. Das Chakra verkörpert das Prinzip des Überlebens und der Vermehrung der Art.

Emotionen wie Aggression befinden sich in Muladhara, das als der männliche Archetyp des Jägers und Verwandlers dargestellt wird, der zum Zweck des Überlebens Nahrung beschafft, die durch das weibliche Prinzip des zweiten Chakras transformiert wird. Verfallen Sie dabei nicht auf eine simple Lesart der zwei Prinzipien: Maskulin und feminin beziehen sich hier nicht auf die Geschlechter, sondern auf bestimmte Eigenschaften einer Person. Das Symbolbild spiegelt die primitive Vorstellung eines Mannes wider, der seine Beute mit dem Speer erledigt (aktive Symbolik) und sie in seine Höhle bringt, wo die Frau sie entgegennimmt und verwandelt (empfangene Symbolik). Kurz gesagt, ist der Unterschied zwischen den beiden Prinzipien – handelnd und empfangend – im ersten Chakra enthalten.

Das erste und das vierte Chakra sind die einzigen, denen zwei Farben zugeordnet sind. Im ersten Chakra wird Schwarz mit der Fähigkeit assoziiert, sich zu erden, mit beiden Füßen fest auf dem Boden zu stehen und sich den praktischen und emotionalen Herausforderungen zu stellen, die uns in unserem Leben begegnen. Und Rot wird bei diesem Chakra mit der fundamentalen Energie des physischen und feinstofflichen Organismus assoziiert, wie der Lebenskraft und dem Sexualtrieb.

Sogar der Umgang mit Geld ist in Muladhara verankert. Verschwender beispielsweise haben ein unausgeglichenes erstes Chakra. Hypo- oder Hypersexualität, Erektionsprobleme, Liebe oder totale Ablehnung materieller Dinge, übermäßiger Nahrungsmittelverzehr, Aggressivität (offen oder verdeckt) und das Verweilen im Wolkenkuckucksheim – all das gehört zum ersten Chakra. Viele Probleme des Skeletts sind mit Schwierigkeiten im Leben verbunden und gehören damit zum ersten Chakra.

Erwähnungswert ist auch, dass die Drüsen, die mit diesem Chakra assoziiert werden – Eierstöcke und Hoden –, dem Prinzip der Schöpfung entsprechen, was dieses Chakra so besonders macht.

- **Farbe**: Blutrot beim Handeln, Schwarz beim Erden
- **Lage**: zwischen Anus und Vagina/Hoden
- **Harmonisierender Ton**: C
- **Handlungstyp**: maskulin, aktiv
- **Verbundene Körperteile:** Anus und Rektum, Vulva, Vagina, Eierstöcke, Teile der Gebärmutter, Penis, Hoden, Prostata, Skelett
- **Zugeordnete Drüsen:** Keimdrüsen
- **Krankheiten:** alle, die die Geschlechtsorgane und das Skelett betreffen, auch Zähne und Nägel gehören dazu
- **Schlagwort:** „Ich existiere!"

SVADHISTHANA

Das zweite Chakra

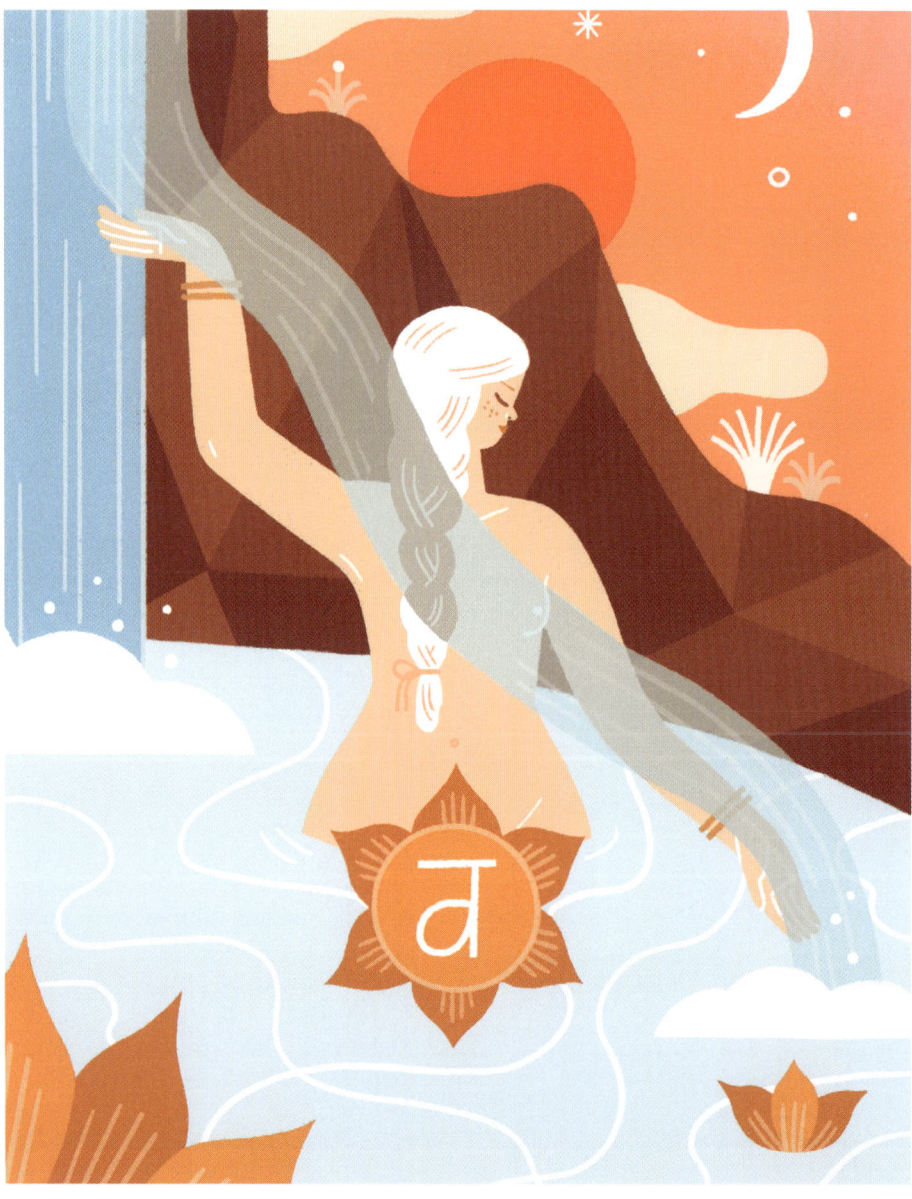

Der Umgang mit unseren femininen Aspekten, die Fähigkeit zur Selbstprüfung, das Verarbeiten von Gefühlen und das Hören auf sich selbst gehören zum zweiten Chakra.

Emotionen werden symbolisch durch Wasser dargestellt, durch das ihre Energie fließt, und das, was nach ihrer Verarbeitung übrig ist, durch Urin und Exkremente abgibt.

Dank Svadhisthana macht die animalische, primitive Natur der Sexualität zum Zweck der Fortpflanzung des ersten Chakras Platz für Gefühle. Das Animalische wird auf ein höheres Level gehoben, auf dem die sexuelle Vereinigung mit dem Wort „Liebe" verbunden ist. In diesem Energiepunkt vereinigen sich Instinkt und Gefühl.

Das zweite Chakra lässt uns unsere Kraft deutlich spüren, das dritte Chakra wird sie zu gegebener Zeit verinnerlichen, damit sie sich manifestiert. Sie wird zur Materialisation dessen, was bis hierher gefühlt werden konnte.

Krankheiten, die mit Svadhisthana assoziiert werden, sind Probleme bei der Verarbeitung von Gefühlen und mit den zu ihnen gehörenden Organen.

Die Nebennieren sind mit dem zweiten Chakra verbunden. Dort werden verschiedene Hormone gebildet, darunter Adrenalin, das darüber entscheidet, ob wir kämpfen oder fliehen.

- **Farbe:** Hellorange
- **Lage:** etwa fünf Zentimeter unter dem Bauchnabel
- **Harmonisierender Ton:** D
- **Handlungstyp:** feminin, empfangend

- **Verbundene Körperteile:** Blase, Nieren, Darm, Lymphsystem
- **Zugeordnete Drüsen:** Nebennieren
- **Krankheiten:** Organe, die mit Körperflüssigkeiten zu tun haben
- **Schlagwort:** „Ich fühle!"

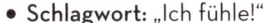
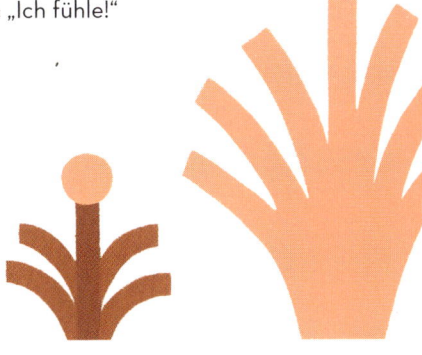

MANIPURA

Das dritte Chakra

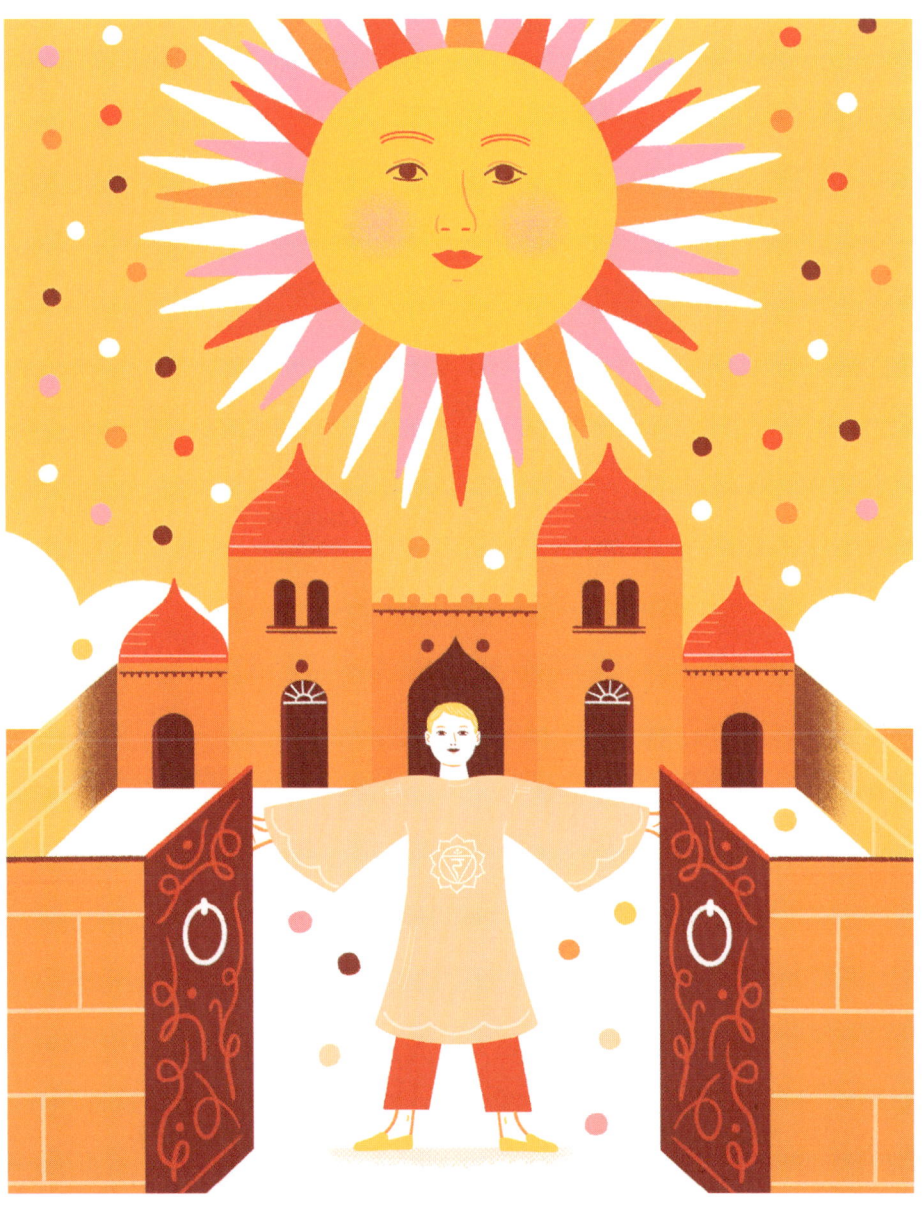

Das dritte Chakra ist mit dem Element Gold verbunden und das wiederum mit dem männlichen Prinzip, was sich in der Neigung zum Aktivsein zeigt und verknüpft ist mit Bewegung, Aufbau und Zerstörung.

So ist Manipura Ausdruck der persönlichen Kraft, die im zweiten Chakra, Svadhisthana, verinnerlicht und verarbeitet wird und uns als unsere Persönlichkeit zur Verfügung steht, mit der wir der Welt begegnen.

Dieses Energiezentrum macht es uns möglich, unsere Kraft, die anfangs nur in unserem Inneren ist, zu manifestieren, damit wir unsere persönliche Erfüllung finden. Die Kraft fließt von innen nach außen und manifestiert sich, als ob sie unsere Festung wäre: üppig, stabil und empfänglich für die Schönheit des Lebens, eine warme und starke Sonne, die durch unser Sein und das derer, die uns umgeben, strahlt und Kraft versprüht über das übergeordnete Wohl.

Der Kraft-Aspekt hat zwei Seiten: Einerseits ist dies die Kraft, zum Wohl anderer Dinge in die Wege zu leiten, andererseits die Kraft, die andere aus dem Weg räumt, um persönliche Ziele zu erreichen. So ist der Umgang mit dem eigenen Ego der entscheidende Faktor. Positiv ist es, sich in den Dienst anderer zu stellen, negativ ist ein überbordendes Ego oder eine unsichere Gefühlswelt, die versucht, sich zu schützen, indem sie andere fertigmacht.

Die Bauchspeicheldrüse, die Manipura untersteht, spielt eine wichtige Rolle, denn sie ist verantwortlich für die Süße, die entweder produziert oder von außerhalb aufgenommen wird.

Der gestörte Umgang mit Zuneigung kann zu einer fehlerhaften Funktion der Bauchspeicheldrüse und damit zu verschiedenen Formen von Diabetes führen. Anfangs ist es schwierig, Zucker zu verarbeiten, später unmöglich. Dieser Zustand entsteht aus der Unfähigkeit heraus, sich „dem Süßen des Lebens" zu öffnen.

Das dritte Chakra wird mit Ängsten (vor der Zukunft), Depressionen (Angst vor dem Handeln) und der Unfähigkeit, Vergangenes zu verarbeiten (Angst vor Entwicklung) assoziiert, wohingegen ein ausgeglichenes Manipura Träger der Lebenskraft ist und durch sie allen wunderbaren Aspekten unseres Lebens begegnen kann. Frohsinn und Stärke? Die perfekte Mischung!

- **Farbe:** Goldgelb
- **Lage:** etwa fünf Zentimeter unter der Magenöffnung
- **Harmonisierender Ton:** E
- **Handlungstyp:** maskulin, aktiv
- **Verbundene Körperteile:** Magen, Darm, Leber

- **Zugeordnete Drüse:** Bauchspeicheldrüse
- **Krankheiten:** solche, die Organe wie Magen, Darm und Leber betreffen
- **Schlagwort:** „Ich bin!"

ANAHATA

Das vierte Chakra

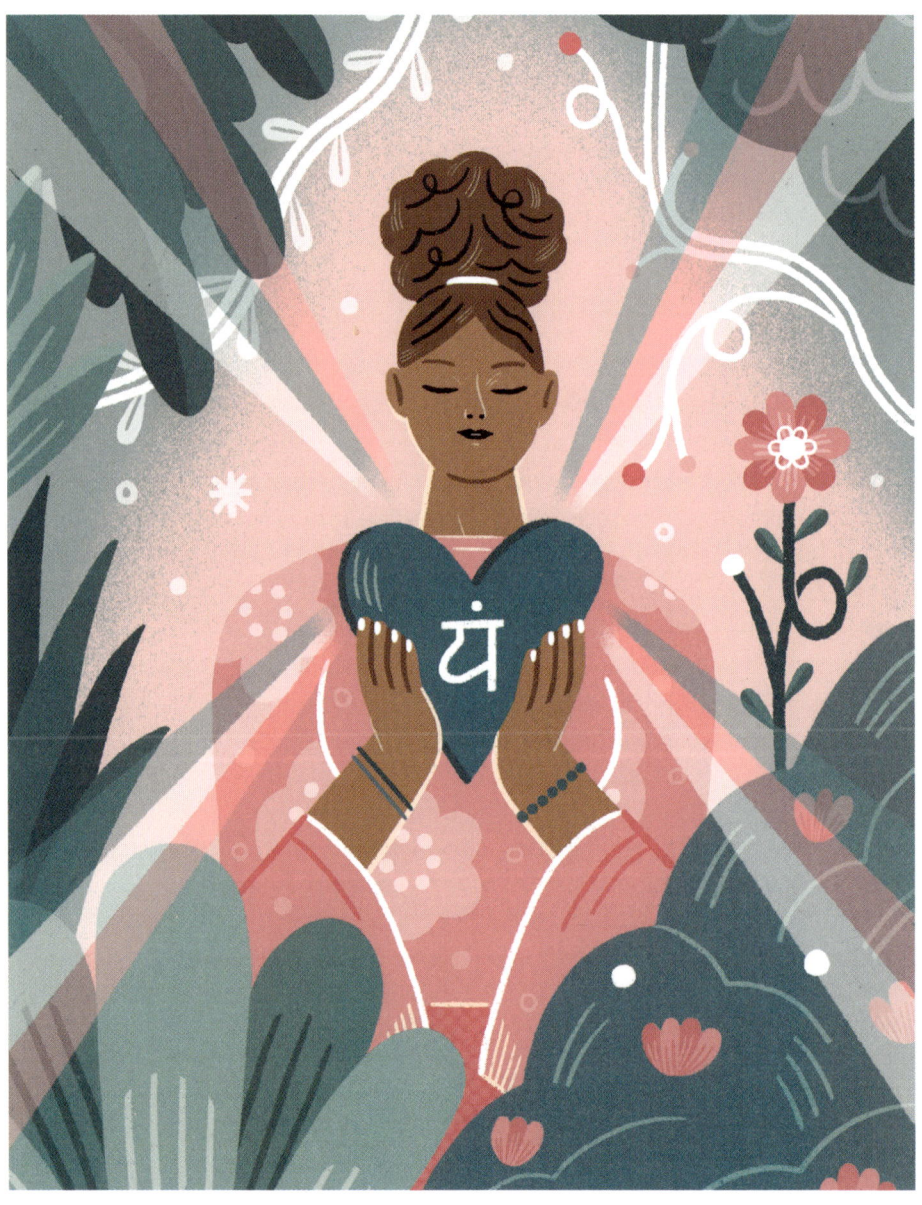

Das vierte Chakra ist die Grundlage menschlicher Existenz: Liebe. Wir werden auf diese Erde geboren, damit wir lernen, wie wir uns selbst und die Welt um uns herum lieben und so viele bedingungslose Gefühle wie möglich erfahren. Und das Chakra ist ein Symbol für die Freiheit der Gefühle, die mit einem höheren Willen verbunden ist.

Die Liebe erscheint in verschiedenen Formen: Anahata bezieht sich auf die Verschmelzung von animalischer und intellektueller Liebe, auf die kosmische Liebe, wegen der wir auf der Erde sind, um uns über unsere Gefühle weiterzuentwickeln.

Das Herzchakra hat zwei vorrangige Aufgaben: die Transformation menschlicher Gefühle, die sich innerlich und äußerlich manifestieren und die liebevolle Unterstützung in den emotional herausfordernden Momenten des Lebens.

Wie beim ersten Chakra sind auch dem vierten zwei Farben zugeordnet. Smaragdgrün ist im Einsatz, wenn das Herz ein Gefühl empfängt, das bereits teilweise vom Darm (zweites Chakra) verarbeitet wurde und so fein aufbereitet ist, dass es von jeder Zelle des Körpers aufgenommen werden kann und es dem Menschen ermöglicht, sich diesem Gefühl entsprechend zu verändern. Das Herz ist tatsächlich ein hervorragender Besänftiger, der uns so weit beruhigt, dass wir die nötige Klarheit erlangen, die wir zur Problemlösung benötigen, wenn wir es etwa mit einem schweren Trauma und mit Angst zu tun haben.

Die Farbe Rosa kommt ins Spiel, wenn uns Ereignisse in unserem Leben in einem Maße destabilisieren, dass wir nicht mehr mit dem dadurch verursachten Stress zurechtkommen. Sie kann uns helfen, indem sie eine Art Schutzraum einrichtet, in den wir uns zurückziehen können. Auch bestimmt sie die richtige Zeit zum Reagieren – an diesem Punkt übernimmt dann die Farbe Grün.

Krankheiten in Bezug auf Anahata haben mit dem Verarbeiten von Gefühlen zu tun, die erlebte Erfahrungen spiritualisieren, also durch das Erlebte eine Veränderung im Leben bewirken sollen. Ein Herzinfarkt ist ein Beispiel dafür. Und schließlich fordert Anahata uns symbolisch auf, frei zu sein und – wie der Atem – zu fliegen.

Die Drüse, die zu Anahata gehört, ist der Thymus, der sich zehn bis zwölf Zentimeter unter dem Halsansatz befindet und der dafür verantwortlich ist, dass wir die besten Entscheidungen für uns treffen (gut/böse).

- **Farben:** Smaragdgrün und leuchtendes Rosa
- **Lage:** mittig in der Brust auf Höhe der Brustwarzen
- **Harmonisierender Ton:** F
- **Handlungstyp:** feminin, transformierend
- **Verbundene Körperteile:** Herz, Lunge, Kreislauf
- **Zugeordnete Drüse:** Thymus
- **Krankheiten:** an Organen, die mit der subtilen Verteilung von Gefühlen zu tun haben
- **Schlagwort:** „Ich liebe!"

VISHUDDHA

Das fünfte Chakra

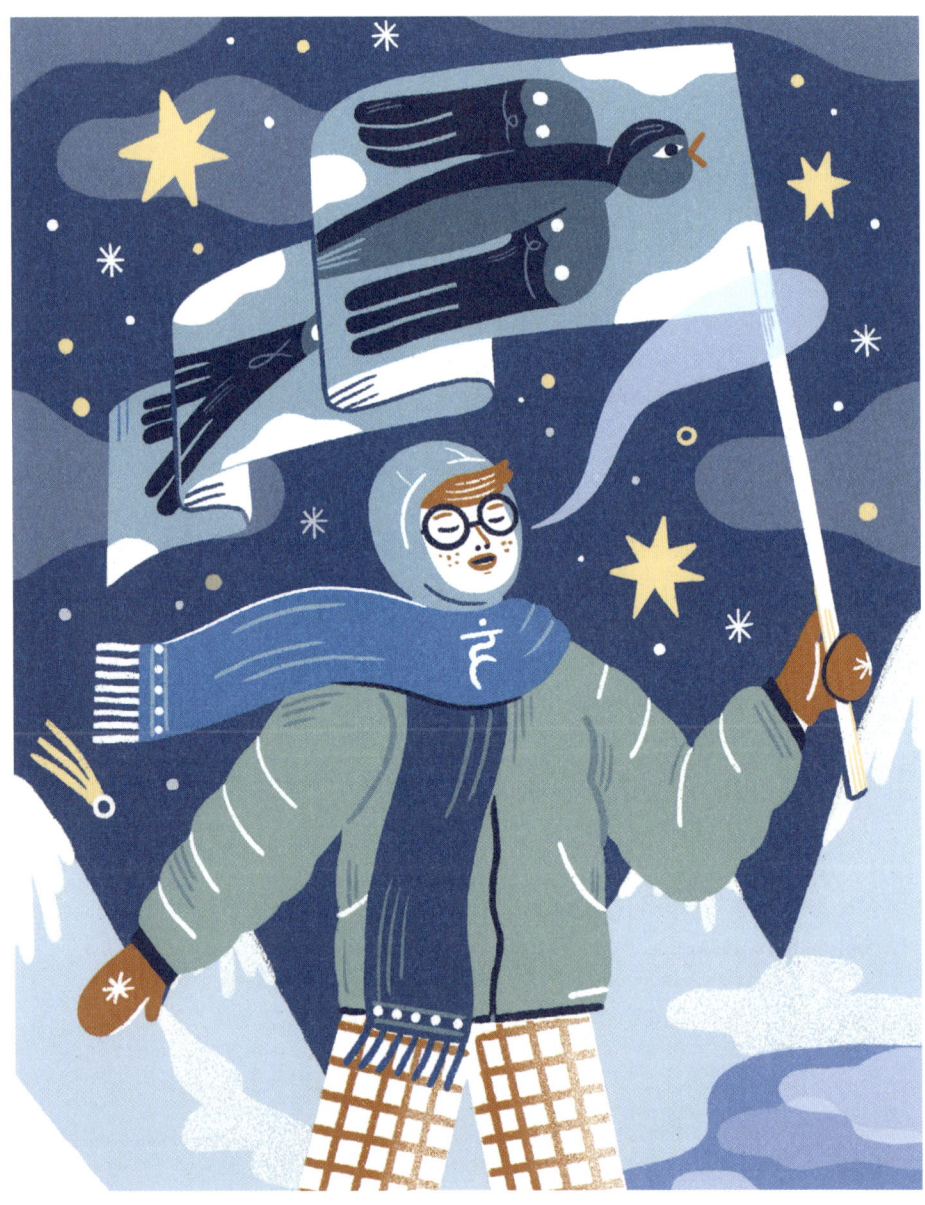

Beim fünften Chakra geht es um Kommunikation und Zuhören. Es hat sowohl äußere als auch innere Dimensionen: äußere, wenn die Welt um uns herum in Worte gefasst wird, innere, soweit es die Fähigkeit zuzuhören betrifft und das Kommunizieren von Botschaften aus dem Körper.

Es lohnt sich, genau zuzuhören, was da gesprochen wird, denn es könnte wahr werden. Manchmal wird ein Wunsch laut ausgesprochen und der Zuhörer gebeten, nicht darüber zu sprechen, damit keine Einmischung stattfindet.

Die Kehle ist mit dem Prinzip des Worts verbunden, der Schwingung. Dies ist die Frequenz, die den Gedanken repräsentiert, der zum Wort wird und damit zur göttlichen Manifestation, wie es schon in uralten Traditionen heißt. Das fünfte Chakra lässt unsere Gedanken Gestalt annehmen, wenn wir sie aussprechen.

Die Kehle, die Stimmbänder und Sprache beherbergt, muss häufig „bittere Pillen schlucken", was oft dazu führt, dass wir durch diesen Überschuss erkranken.

Die Ohren können darauf hören, was von außen an sie dringt, aber intuitiv auch, was von innen an sie herangetragen wird. Die Krankheiten, die im Zusammenhang mit Vishuddha stehen, entstehen durch falsches Zuhören oder falsche Kommunikation.

Eine Erkältung oder die saisonbedingte Grippe sind unsere Signale, dass es Zeit für eine Pause ist. Wir brauchen, genau wie die Natur, eine Phase des Winterschlafs, um auf unseren Körper zu hören, der uns Botschaften in Hülle und Fülle schickt. Wir sind verstopft, können nicht mehr riechen, unsere Ohren sind durch Schleim blockiert, unser Hals schwillt an und wir sind es leid, unangenehme Dinge zu schlucken.

Die Schilddrüse, die wie ein Schmetterling geformt ist, lädt uns symbolisch ein, zu fliegen. Sie ist auch das Zünglein an der Waage, das auf das Handeln drängt, die zur persönlichen Weiterentwicklung führt.

Das Lob Gottes zu singen ist wie das Lob der Heiligkeit in sich selbst zu feiern, nicht notwendigerweise im religiösen Sinn.

- **Farbe:** Nachtblau
- **Lage:** unter dem Halsansatz
- **Harmonisierender Ton:** G
- **Handlungstyp:** maskulin, materialisierend
- **Verbundene Körperteile:** Kehle, Stimmbänder, Luftröhre, Nase, Ohren

- **Zugeordnete Drüse:** Schilddrüse
- **Krankheiten:** solche, die mit Kommunikation und Zuhören zu tun haben
- **Schlagwort:** „Ich erschaffe!"

AJNA

Das sechste Chakra

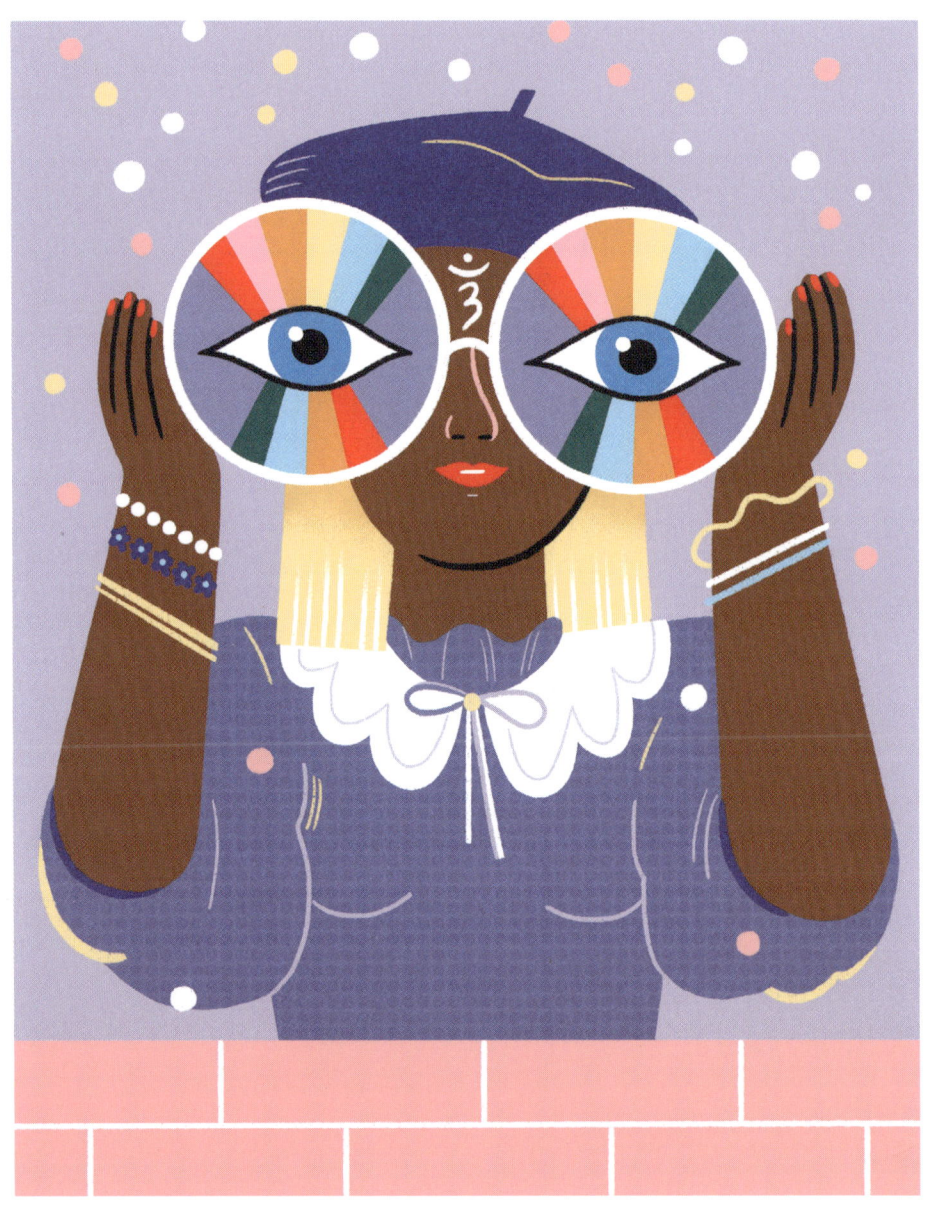

Das sechste Chakra, auch „Drittes Auge" genannt, mit seinem leuchtenden Violett, ist das Chakra, dem allgemein vermutlich am meisten Bedeutung beigemessen wird.

Durch dieses Chakra erhalten wir klare und eindeutige Visionen unseres inneren Selbst. Es lässt uns die feinstoffliche Wirklichkeit um uns herum wahrnehmen, wir können sehen, wie sich die Energie um uns herum bewegt, können Wesen und Geistführer sehen und mit ihnen in direkten Kontakt treten.

Damit Ajna all dies bewirken kann, müssen die ersten fünf Chakren unbedingt im Gleichgewicht sein, sonst ist seine Funktion begrenzt.

Das sechste Chakra ist zukunftsorientiert. Es ermöglicht die Erfassung der gesamten gegenwärtigen Wirklichkeit und lässt uns Ereignisse voraussehen, die sich auf unser Leben und das Leben anderer auswirken.

Vorstellungskraft, Klarheit und Kreativität sind Bestandteile eines gut entwickelten sechsten Chakras. Je weiter Ajna entwickelt ist, umso besser ist die Funktion der gerade genannten Gaben.

Krankheiten, die auf Ajna zurückgehen, umfassen die meisten Augenprobleme wie Kurzsichtigkeit, die symbolisch dafür steht, dass es einem schwerfällt, Dinge zu sehen, die das Leben in weiterer Entfernung in petto hält, es mangelt also an Weitsicht. Da wir uns häufig um Angelegenheiten kümmern müssen, die jetzt sehr nah sind, ist Eile wichtig. Jede Sehstörung schickt uns klare Botschaften über unser Verhalten.

In einigen Fällen nimmt der Gebrauch der intellektuellen Fähigkeiten so überhand, dass die Personen keine Gefühle mehr wahrnehmen und das Verarbeiten der Gefühle dem Gehirn überantworten – der mentalen Auraschicht –, das jedoch diese Aufgabe nur teilweise erledigen kann, indem es das Bauchgefühl mäßig erfolgreich imitiert, das der wahre Protagonist der Verarbeitung von Emotionen ist.

In diesen Fällen ist mit starken Kopfschmerzen zu rechnen!

- **Farbe:** Violett
- **Lage:** etwa fünf Zentimeter oberhalb der Augenbrauen
- **Harmonisierender Ton:** A
- **Handlungstyp:** maskulin bei der äußeren Vision, feminin bei der inneren

- **Verbundene Körperteile:** Augen, zentrales Nervensystem (Gehirn und Rückenmark)
- **Zugeordnete Drüse:** Hypophyse
- **Krankheiten:** solche, die mit physischer und energetischer Sehkraft zu tun haben, Probleme mit dem Nervensystem
- **Schlagwort:** „Ich sehe!"

SAHASRARA

Das siebte Chakra

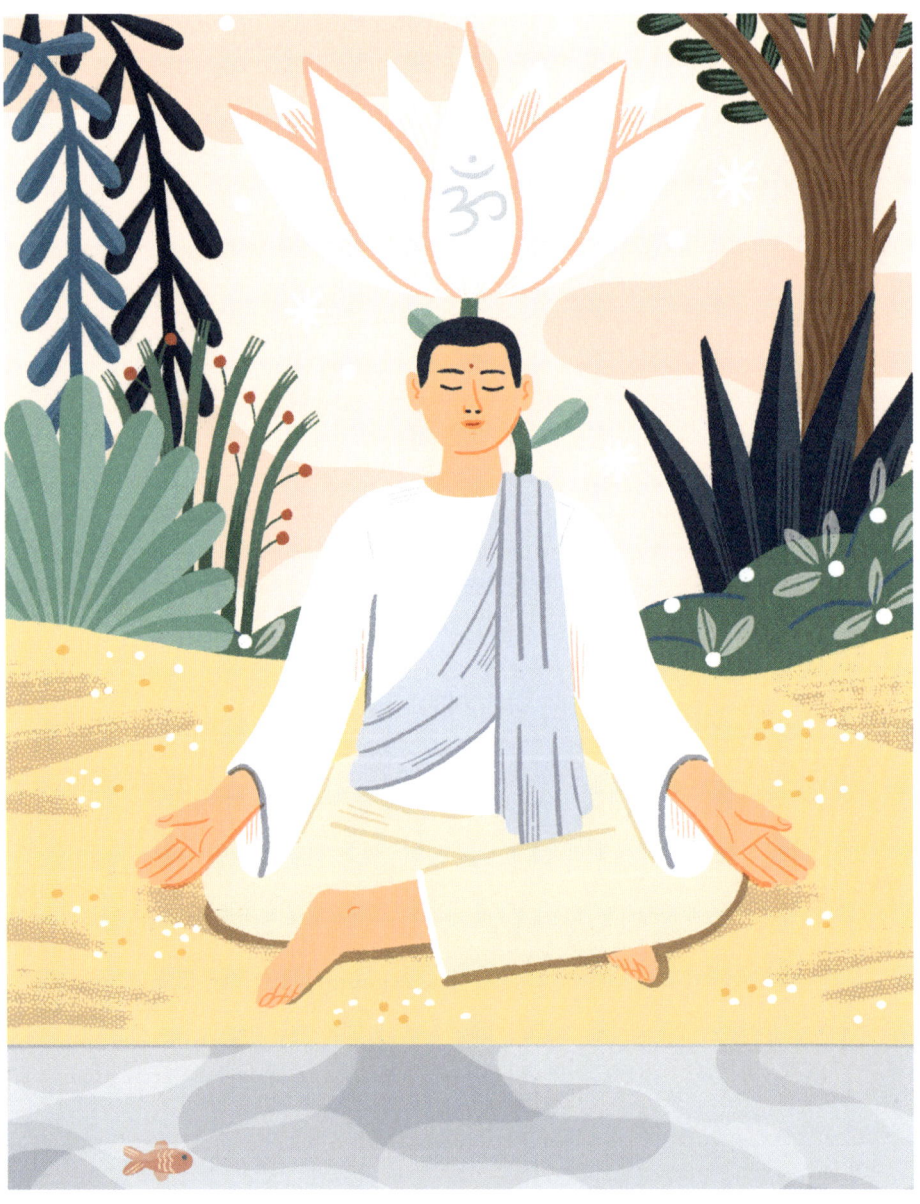

Das siebte Chakra erzählt uns etwas über unsere Verbindung zur göttlichen Dimension, zum Universum, dessen präzise Regeln wir befolgen. Wir beginnen bei der Annahme, dass es falsch ist, zu glauben, wir seien völlig frei.

Das sorgfältige Zuhören und Beachten der kosmischen Regeln sind die Voraussetzungen, dass wir uns als spirituelle Wesen wahrnehmen, die in einem Körper auf die Erde gekommen sind, um einen Evolutionspfad zu beschreiten. Wenn Erfahrungen, ob gut oder schlecht, als Lehren angenommen werden, kommen wir dem tieferen Verständnis des Lebens näher.

Sahasrara, das Kronenchakra, ist bei Neugeborenen deutlich sichtbar, die in ihrer irdischen Inkarnation mit offener Fontanelle ankommen und vollkommen mit dem kosmischen Willen verbunden sind. Durch die Fontanelle werden sie mit feinstofflicher kosmischer Energie genährt. Von hier wird Energie durch die über ihm liegenden Aurakörper (die nächsten sind Kausal –, Mental –, Astral- oder emotionaler Körper und das ätherische Doppel) zum Gehirn kanalisiert und übermittelt ihm Informationen über seine Funktion, was zur Aktivierung oder Hemmung von Körperfunktionen führt – wie Krankheiten.

Die Bedeutung dieses Energiezentrums liegt in der Sammlung und Zusammenführung der Arbeit aller vorhergehenden Chakren.

Krankheiten in Verbindung mit dem siebten Chakra betreffen die Psyche. Wenn Sahasrara durch Ereignisse „gestört" wird, kann dieses Verhaltensprobleme zur Folge haben, bekannt als psychische Störungen. Manchmal fühlen sich Betroffene, als ob ihre Energie von etwas Unbekanntem ausgesaugt wird.

Interessant ist auch, dass das siebte Chakra häufig an Problemen mit Essstörungen beteiligt ist, denn Veränderungen der feinstofflichen Ernährung führen auch zu einer veränderten körperlichen Ernährung.

Der Mensch als spirituelles Wesen braucht göttliches Licht – die Quelle, die für dessen Aufnahme bereit ist, ist Sahasrara.

- **Farbe:** strahlendes Weiß
- **Lage:** mittig oben auf dem Kopf, Fontanelle
- **Harmonisierender Ton:** H
- **Handlungstyp:** feminin

- **Verbundene Körperteile:** Gehirn und Hirnrinde
- **Zugeordnete Drüse:** Zirbeldrüse
- **Krankheiten:** Anorexie, Bulimie und psychische Störungen
- **Schlagwort:** „Ich habe Verbindung!"

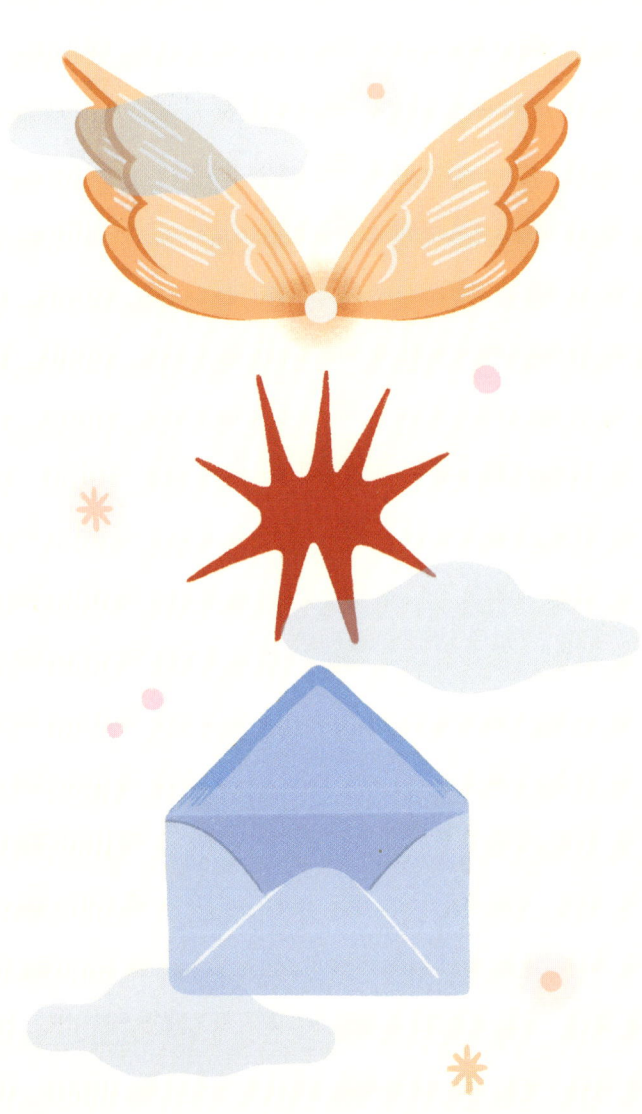

KAPITEL 2

WIE CHAKREN, ORGANE UND KRANKHEITEN VERBUNDEN SIND

Die Verbindung zwischen dem physischen Körper und dem Chakrasystem – oder dem Energiekörper – mag auf den ersten Blick magisch und geheimnisvoll erscheinen. Tatsächlich sollten wir sie als eine Verknüpfung einiger Naturgesetze betrachten, die wir nur nicht wahrgenommen haben.

Gesunde Chakren brauchen einen gesunden physischen Körper. Gibt es ein Problem, sollte der Grund – und wie damit umgegangen wird – in den Mechaniken des Energiekörpers gesucht werden, denn alle Organe werden durch ein oder mehrere Chakren gelenkt. Das wirft die Frage auf: Wenn es sieben Chakren gibt, aber einige mehr Organe, wie funktioniert der Körper überhaupt? Zunächst muss gesagt sagen, dass die Anzahl der Chakren sieben bei Weitem übersteigt – es soll bis zu 44.000 geben – und dass jedes Organ sein Hauptchakra besitzt, das es mit Energie versorgt. Im Körper verteilt gibt es viele Mini-Chakren, die sich um den Energiekreislauf kümmern – oder anders ausgedrückt: um die Übertragung von Energie von einem Ort zum anderen oder um die Reinigung der Energie, wenn sie zu schwer wird. In diesem System ist alles miteinander verbunden. Wenn in einem Chakra eine Abweichung auftritt, kann dies zu einer Reaktion in den anderen Chakren führen. Lassen Sie uns gemeinsam herausfinden, warum wir dadurch krank werden.

Gefühle

Lenken die Chakren die Energie aus dem Äther und der Sonne ausgeglichen in unsere Körper, kann dieser sie reibungslos als Treibstoff nutzen.

Asiatische Kulturen lehren uns durch die Gesetze der Reinkarnation, dass es die Entscheidung jedes Lebewesens – Menschen, Tiere, Pflanzen und alle Mineralien – ist, auf die Erde zu reinkarnieren, um eine Entwicklungsreise zu vollenden. Dabei gibt es verschiedene Stadien der Entwicklung, die bei Mineralien beginnt und beim Menschen abschließt, bevor sie zu einer feinstofflichen oder engelsgleichen Form übergeht: Von da an nimmt die weitere Entwicklung immer weniger erfassbare Formen an.

Wie es der Zufall will – obwohl es kein wirklicher Zufall ist –, bestehen wir Menschen größtenteils aus Emotionen. Wenn Sie einen Moment innehalten und still in sich hineinhorchen, hören Sie die Gefühlswellen, die durch Sie hindurchziehen. Sogar in diesem Augenblick, in dem Sie diese Wörter lesen, haben Sie Gefühle über das, was hier geschrieben steht oder was Sie schon einmal erlebt haben: Sorge, Freude, Angst, Aufregung und so weiter. Aber wozu dienen all diese Gefühle?

Beim Blick auf unser Leben fällt auf, dass es sich jeden Tag aufs Neue durch unsere fünf Sinne (sehen, hören, schmecken, riechen und tasten) entwickelt, mit denen wir sinnliche Erlebnisse haben, die uns zu unterschiedlichen Reaktionen drängen.

Unsere Sehkraft beispielsweise lässt uns die Welt mit ihren Farben, Formen und Ereignissen sehen, über unseren Geschmackssinn erleben wir die Geschmäcker des Lebens. Der Tastsinn ermöglicht uns körperliche Freuden, wir fühlen kalt und heiß, Zärtlichkeiten, aber auch Schmerz. Alle diese Empfindungen bescheren uns eine weit gefächerte Palette an Gefühlen, durch die wir verschiedene Evolutionswerkzeuge verbessern. Das bestätigt aber auch, dass die Sinne Gefühle hervorrufen, und Gefühle sind Impulse der Evolution.

Meine Sicht auf die Welt ist die, dass alles, was mir das Universum zuwirft, dazu dient, dass ich wachse. Zu dieser Überzeugung brachte mich mein Leben, meine Erfahrungen und die Fehler, die ich gemacht habe, wenn ich in einigen Situationen wütend wurde oder mich vom Leben schlecht behandelt fühlte.

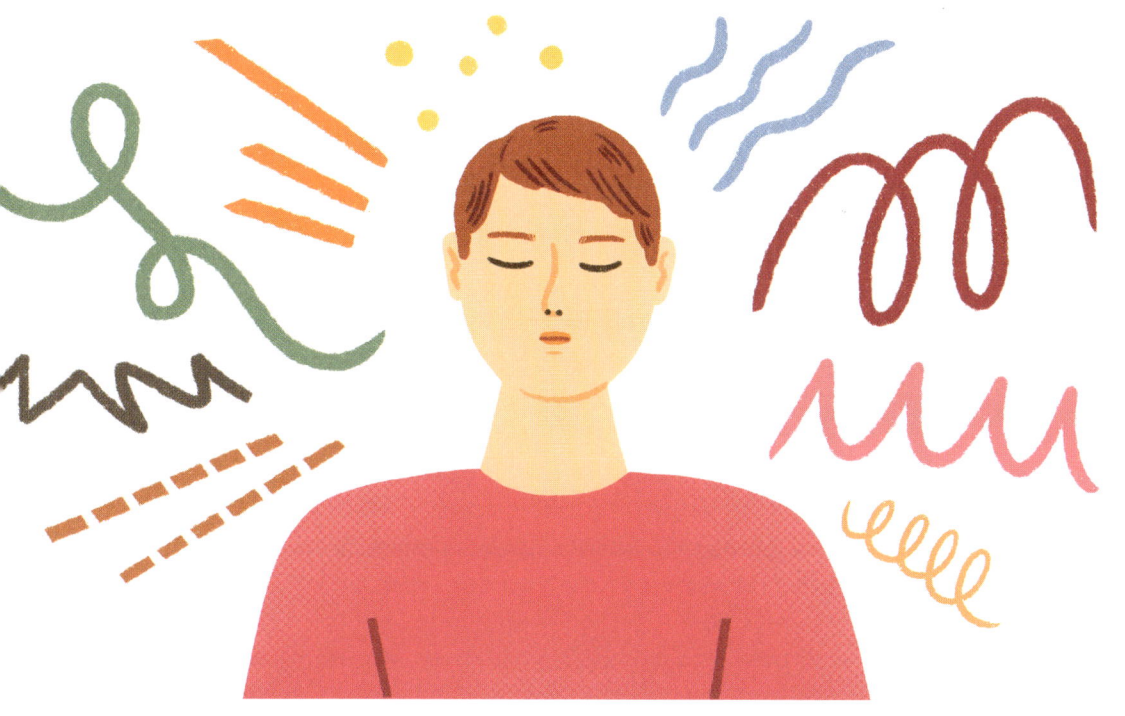

Es dauerte manchmal, aber wenn ich es mit Geduld, Mut und Vertrauen geschafft hatte, die Botschaft zu verstehen (mit meinem Verstand) und die Lektion verdaut hatte (mit meinem Bauchgefühl), erlebte ich diese Situation nie wieder, denn sie hatte ihren Job erledigt – ich war gewachsen und hatte mich weiterentwickelt.

Gerade zu Beginn meiner Reise ließ ich es allerdings zu, dass ich übermäßig reagierte und emotional die Zügel schießen ließ, was bei mir an Körper und Gefühlen Schäden verursachte.

Was kann geschehen, wenn – in Situationen des Lebens, die manchmal eine große Bürde sein können – wir die Botschaft oder die Lektion nicht verstehen? Was, wenn wir glauben, dass das, was uns geschieht, Bestrafungen sind oder Pech, das uns als eine Art göttliche Rache in die Knie zwingt? Häufig wird behauptet, dass die Ereignisse in unserem Leben zufällig sind, dass wir nicht darüber nachdenken müssen, woher sie kommen, aber wer so denkt, könnte einen hohen Preis dafür bezahlen müssen.

Krankheiten und ihre Botschaften

Ich bitte Sie, den Gedanken wohlwollend aufzunehmen, dass in jedem Ereignis eine Botschaft enthalten ist. Diese Botschaft, wenn sie denn verstanden wird, hilft uns, unser Verhalten zu verändern. Dazu müssten wir bereits als Kind lernen, zuzuhören.

Unsere Gesellschaft hat es in den letzten Jahrhunderten verlernt, Ereignisse verstehen zu wollen und ihnen bestimmte Bedeutungen zukommen zu lassen. Wir sind dazu übergegangen, sie als zufällig anzusehen. Das hält aber die Botschaften nicht davon ab, zu uns zu kommen. Im Gegenteil, das geschieht immer häufiger, zuerst ganz zart, dann immer deutlicher in der Hoffnung, gehört und akzeptiert zu werden, damit gestörte Verhaltensmuster korrigiert werden können.

Und irgendwann nehmen die ungehörten Botschaften in unserem Körper Gestalt an. Diese Manifestationen offenbaren sich selbst, das

Spektrum reicht von einer einfachen Erkältung bis zu ernsthafter Erkrankung, damit die Botschaft eindeutig überbracht werden kann.

Der Zweck von Symptomen

Seit sich die Behandlung von Symptomen durch wissenschaftsbasierte oder chemische Heilmittel in den 1940er Jahren durchgesetzt hat, ist das Verständnis von Symptomen und ihrer langsamen, aber tiefreichenden Heilungsprozesse für Krankheiten in Vergessenheit geraten. Eine hastige Behandlung unterdrückt in jedem Fall die wertvolle Botschaft, die die Symptome überbringen. Kurzfristig scheint damit das Problem zwar gelöst, aber Symptom und Krankheit werden wahrscheinlich zurückkehren, bis der Empfänger die Botschaft verstanden hat. Erst dann hat die Krankheit ihren Zweck erfüllt und verschwindet „wie von Zauberhand".

Was geschieht dabei in Hinsicht auf Energie? Das Energiesystem benutzt ein äußeres Ereignis, um eine Störung im Energiekörper zu verursachen. Das führt dazu, dass die Chakren, die zu dem betroffenen Organ gehören, sich je nach Notwendigkeit schneller oder langsamer drehen, die Folge ist eine Veränderung der Schwingung. Die Energie, mit der das Organ versorgt wird, weicht vom Normalzustand ab – das Organ funktioniert nicht mehr einwandfrei. Was wir im Westen als Krankheit bezeichnen, ist bei dieser Betrachtungsweise eine veränderte Schwingung der Energie in dem Organ.

Darum lassen Sie uns jetzt damit anfangen, Krankheiten als Botschaften anzusehen. Das Energiesystem wird durch den Prozess, die Balance zu finden, profitieren. Und, wo es nötig ist, helfen wir dabei mit einer Therapie, die sich der denkbar natürlichsten Heilmittel und Methoden bedient.

Was sind Naturheilmittel und natürliche Methoden?

Mutter Natur ist großartig – durch ihre vielen Ressourcen (Kräuter, Energieflüsse, Homöopathie oder andere Mittel wie Stein- und Magnettherapie) unterstützt sie die Menschen, bis auch untrainierte Ohren die Botschaften hören.

Unter den vielen wirksamen Methoden ist die Kristalltherapie besonders hervorzuheben, denn wird der richtige Stein auf die betroffene Stelle gelegt, kann er die Schwingungsfrequenz des Organs oder des Systems wiederherstellen. So hilft der Stein dem Organ dabei, zu seiner harmonischen Funktionsweise zurückzukehren.

Dieser Mechanismus kann nicht effektiv greifen, wenn der Träger nicht die richtigen Fragen bezüglich der Botschaft, die es zu verstehen gilt, stellt.

Hier die Folge der Ereignisse in der Zusammenfassung:

- **AUSGANGSLAGE**
  Gestörte Einstellung soll korrigiert werden.

- **ENTWICKLUNG**
  Das Universum offenbart eine Botschaft durch immer intensivere Ereignisse.
  Die unbeachtete Botschaft manifestiert sich im Körper.
  Möglichkeit 1: Der Mensch ignoriert die Botschaft und nimmt chemische Medizin, ohne sich mit der Energie, die zu Krankheit führte, auseinanderzusetzen.
  Möglichkeit 2: Der Mensch versucht, die Botschaft zu verstehen und ändert sein fehlerhaftes Verhalten, um die Energiebalance wiederherzustellen.

- **SCHLUSSFOLGERUNG**
  Die Krankheit kann nur heilen, wenn sie verstanden und tiefgründig behandelt wird, ohne ihre ganzheitliche Natur zu verleugnen.

Lassen Sie uns immer daran denken, dass unser fester Körper und seine Energiekörper untrennbar dadurch miteinander verbunden sind, was die Seele mittels unseres festen Körpers erleben möchte, wodurch sie sich weiterentwickeln kann.

An diesem Punkt ist es mir ein Anliegen, auf einen wichtigen Aspekt hinzuweisen: Kümmert man sich nur um einen Teil des Menschen, entweder den physischen oder den Energiekörper, den Verstand oder die Gefühle, wird man scheitern.

Wir dürfen nicht vergessen, dass Menschen sich aus all ihren Teilen zusammensetzen: Wenn einer davon erkrankt, sind alle anderen durch den Domino-Effekt ebenfalls betroffen. Die Bedeutung der Ereignisse erfahren wir durch unsere Seele, die uns diese wichtige Botschaft zuruft: Sie möchte Veränderung zum Zweck der Weiterentwicklung.

Nur eine ganzheitliche Betrachtung der Menschen – eine, die nicht aus einzelnen Teilbereichen besteht – kann zu einem echten, gesunden und tiefen Heilungsprozess führen.

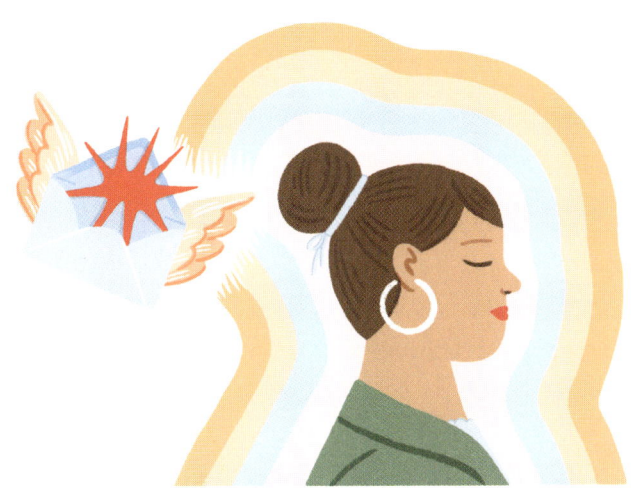

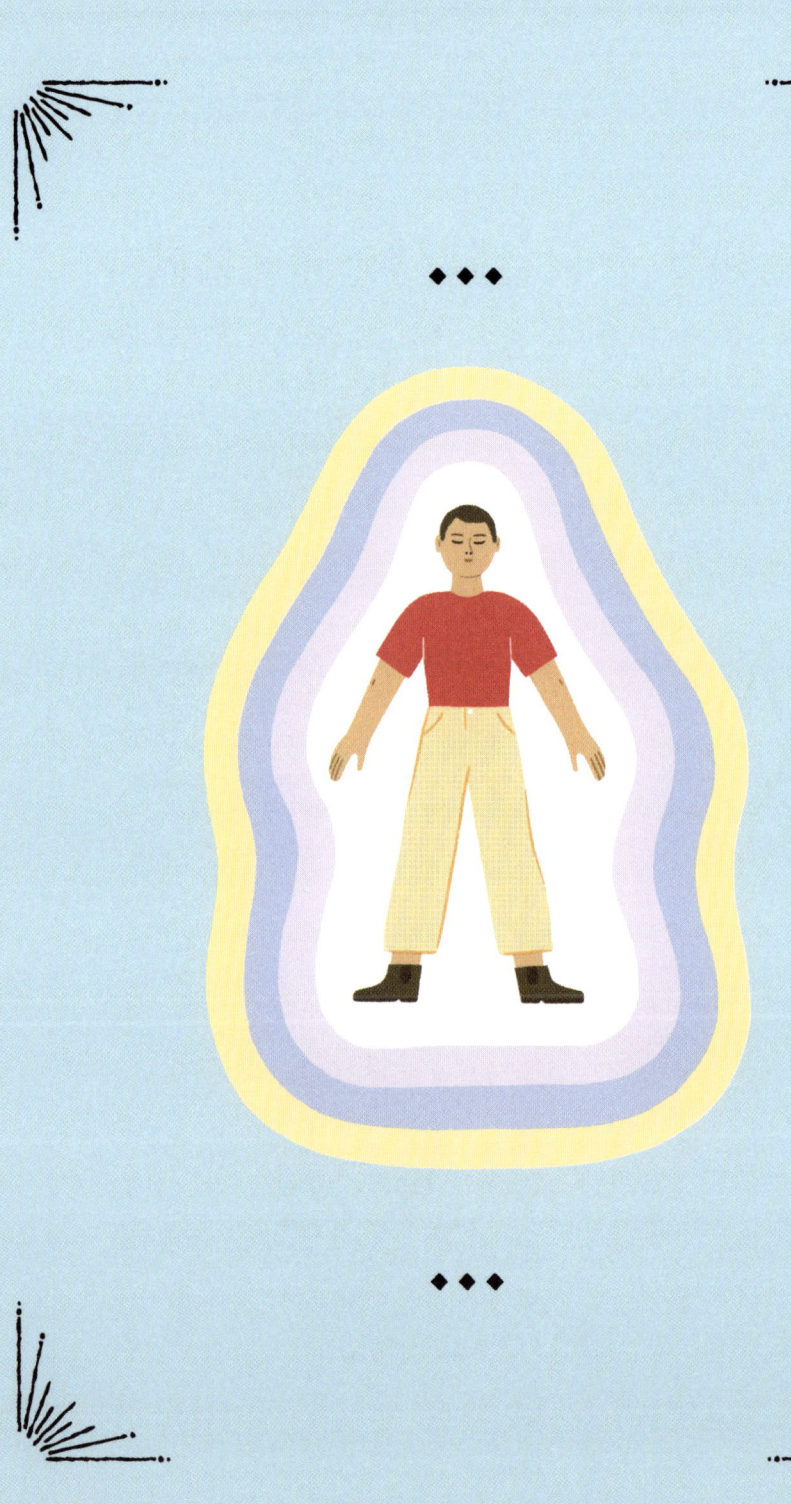

DIE FREQUENZEN UNSERES KÖRPERS

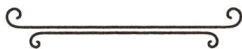

Wir wissen, dass wir auf bestimmten Frequenzen schwingen. Sind sie hoch, sind wir voller Energie, unser Körper funktioniert besser, unsere Stimmung ist gut und wir ziehen schöne Ereignisse an. Niedrige Frequenzen hingegen führen dazu, dass der Körper allmählich verfällt, es treten Krankheiten auf und wir ziehen Vorkommnisse an, die wir als negativ ansehen.

Schwingungen anzuheben ist ein dauerhafter Vorgang, eine Einstellung zum Leben. Umfassende Reflektionen zeigen, dass die Behandlung mit Steinen dabei erfolgreich ist und heilt, weil die ursprünglichen Frequenzen wiedergeherstellt werden. Einige Steine wie Angelit, Hyalinquarz und Amethyst eignen sich besonders, um Frequenzen wieder anzuheben.

Denken Sie immer daran: Die Steine sind unsere Helfer, aber wenn wir etwas erreichen wollen, müssen wir selbst aktiv werden und unseren Lebensstil ändern. Lernen Sie, anders zu denken, essen Sie gesund, schlafen Sie nachts und leben Sie bei Tag, im Licht der Sonne, damit Sie Ihr natürliches Gleichgewicht beibehalten.

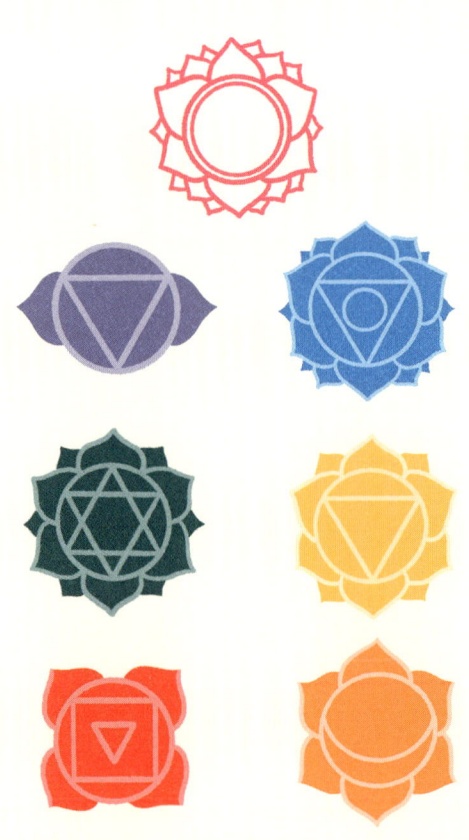

KAPITEL 3

HARMONIE IN DIE CHAKREN ZURÜCKBRINGEN

Unser fester Körper und unser Energiekörper sind untrennbar miteinander verbunden. Wird die Balance des einen wiedergefunden, kümmert man sich gleichzeitig um die Gesundheit des anderen.

Nach einiger Zeit, wenn das Gleichgewicht wiederhergestellt ist, kann es notwendig sein, eine gesunde Ausgewogenheit zwischen den Polen herzustellen, die zu einer tiefen und dauerhaften Erholung führt.

Der Prozess des Ausgleichs, der im physischen Körper beginnt, dauert länger als der, der von den Energiekörpern auf den physischen Körper wirkt. Das macht es empfehlenswert, beide gleichzeitig zu behandeln. Dafür gibt es verschiedene Methoden, die alle darauf abzielen, die verlorengegangene Frequenz wiederherzustellen.

Wir produzieren täglich positive und negative Gefühle, die Frequenzen abgeben und immer mit der Wahrnehmung des Ereignisses zusammenhängen, das die mögliche Unausgewogenheit verursacht.

Das macht es so wichtig, gleichzeitig an der Ursache und den Frequenzen zu arbeiten – auf diese Weise schaffen es ein oder mehr Chakren, auf der Suche nach der Ausgewogenheit zu ihrer eigentlichen Frequenz zurückzukehren.

Noch einmal: Unser Körper ist ein integriertes und verbundenes System, das nicht in einzelne Teile getrennt werden darf.

Chakra 1: Muladhara

Das Chakra wurzelt in der Erde und in unseren fundamentalen Gefühlen, so dass Aktivitäten, die dem Element Erde verbunden sind, wichtig für das Halten der Balance sind. Dazu gehört Gartenarbeit, der Aufenthalt in der Natur, Stammestänze und Sport, bei dem Aggressionen abgebaut werden, wie Boxen oder Schlagsportarten.

Sexualität und Essen sind ausgewogen konsumiert eine große Hilfe für Muladhara.

Rote und schwarze Steine sind für dieses Chakra empfehlenswert.

Chakra 2: Swadhisthana

Die Verbindung zum Element Wasser ist besonders wichtig bei der Wiederherstellung von Swadhisthana.

Das Schwimmen im Meer oder in einem Schwimmbad hilft bei der Suche nach der Balance in diesem Chakra. Das Schwimmen eignet sich von allen Sportarten dann am besten, wenn man sich verlieren muss, um zu sich selbst zu finden. Watsu (die Kombination aus Wasser und Shiatsu) findet als Behandlung im warmen Wasser statt und ist ein wahres Allheilmittel. Bei einer Wassertemperatur von 35 °C ruft es dabei den Ort herbei, an dem wir uns bisher am sichersten fühlten: den Mutterleib. Anderen zuzuhören und sie zu akzeptieren sind weitere Anliegen dieses Chakras.

Orangefarbene Steine sollten für Swadhisthana verwendet werden.

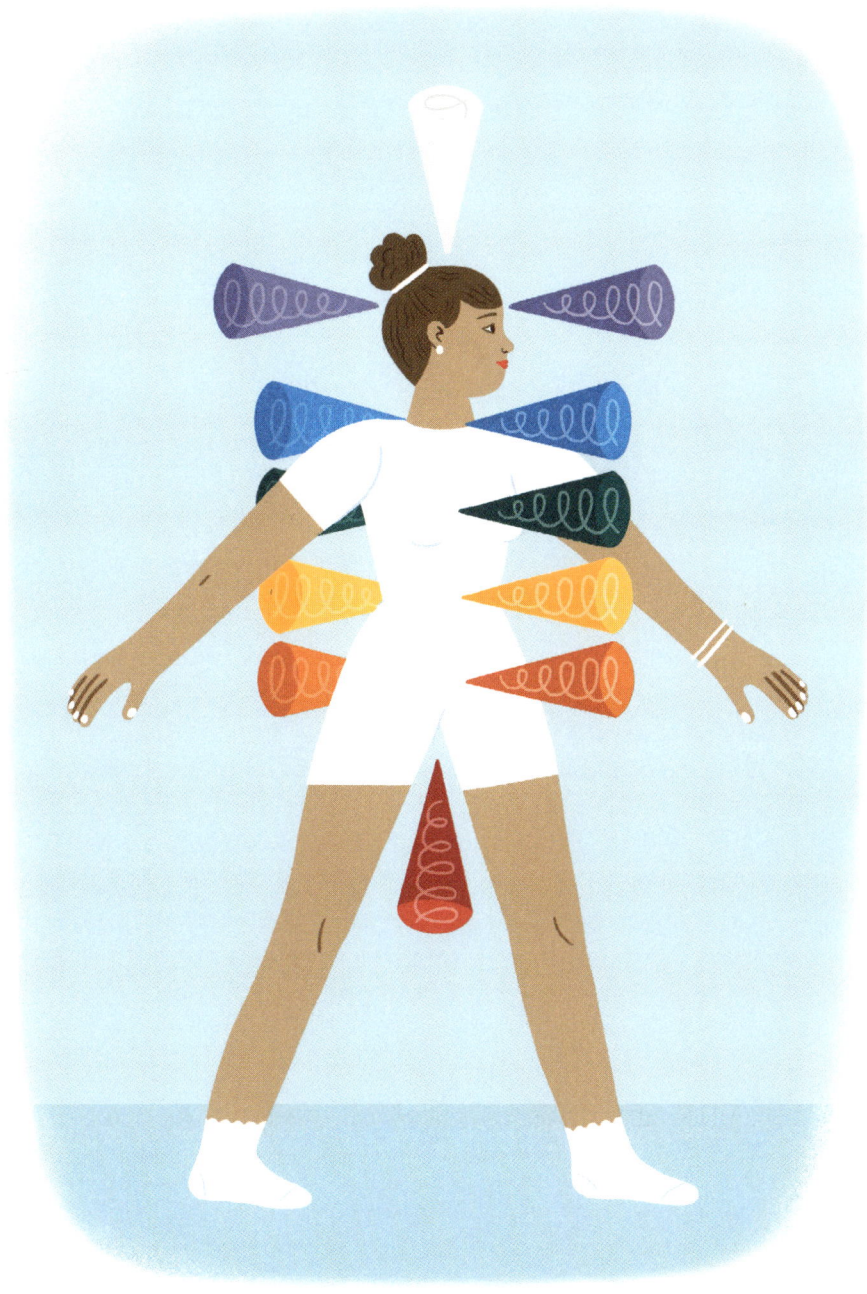

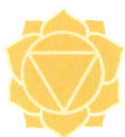

Chakra 3: Manipura

Dieses Chakra sucht nach einem Ausdruck seiner selbst, um seine innere Stärke zu vergrößern. Wie? Indem Sie Ihren Nachbarn helfen oder sich um sich selbst kümmern, vielleicht neue Projekte angehen. Individualsportarten entwickeln das dritte Chakra.

Der vernünftige Umgang mit dem eigenen Ego aktiviert die richtige Frequenz in Manipura, damit es nach einem Defizit oder einem Überschuss an Persönlichkeit zu seiner Mitte zurückfindet. Beides sind Fehlfunktionen, die als dieselbe Schwingung und dasselbe Problem manifestieren.

Gelbe Steine sind für dieses Chakra ideal.

Chakra 4: Anahata

Anahata kommt es äußerst zugute, wenn Sie sich um die Liebe und die Pflege Ihres inneren Gartens kümmern.

Umarmungen und das Kümmern um Menschen und unseren Planeten Erde führen zu bedingungsloser Liebe, die wiederum für die ideale Frequenz sorgt, damit dieses schöne smaragdgrüne Energiezentrum sich wohlfühlt.

Die besten Steine für Anahata sind grün, wenn wir Probleme lösen möchten, die an dieses vierte Chakra geknüpft sind, oder rosa, wenn wir während eines emotionalen Prozesses Unterstützung brauchen.

Chakra 5: Vishuddha

Die Kehle braucht eine äußere Ausdrucksart, wofür Singen sich ausgezeichnet eignet. Wir müssen immer daran denken, dass es eine der größten Schwierigkeiten bei Vishuddha ist, wenn wir nicht wissen, was wir schlucken müssen. Um das herauszufinden, ist es nötig, zu meditieren und auf sich selbst zu hören. Das fünfte Chakra ist zudem der Sitz der Kreativität. Für ein friedliches Leben unverzichtbar, zu lernen, wann und wie wir kommunizieren müssen.

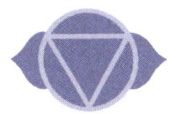

Blaue Steine sind für dieses Chakra empfehlenswert.

Chakra 6: Ajna

Das dritte Auge ist auf der ganzen Welt dafür bekannt, dass es nach innen sehen kann. Mediation ist ein wichtiges Werkzeug für unser Bewusstsein und unsere Weiterentwicklung. Noch nützlicher ist die Kontemplation, durch die sich die Gabe des Hellsehens – beispielsweise durch den Gebrauch einer Kristallkugel – entwickeln lässt, was wiederum Ajna stimuliert.

Violette Steine sind für dieses Chakra am besten.

Chakra 7: Sahasrara

Licht ist das fundamentale Element von Sahasrara. Die Verbindung zu himmlischen Ebenen garantiert ein ausgeglichenes Chakra.

Meditation, das Hören heiliger Musik, Aktivitäten, die den Geist mitnehmen und Gebete sind nur einige der effektiven Arten, um die Balance zu erhalten.

Weiße Steine – oder noch besser: transparente – sind hervorragende Mittel, um sich mit dem höchsten Teil unserer Selbst zu verbinden.

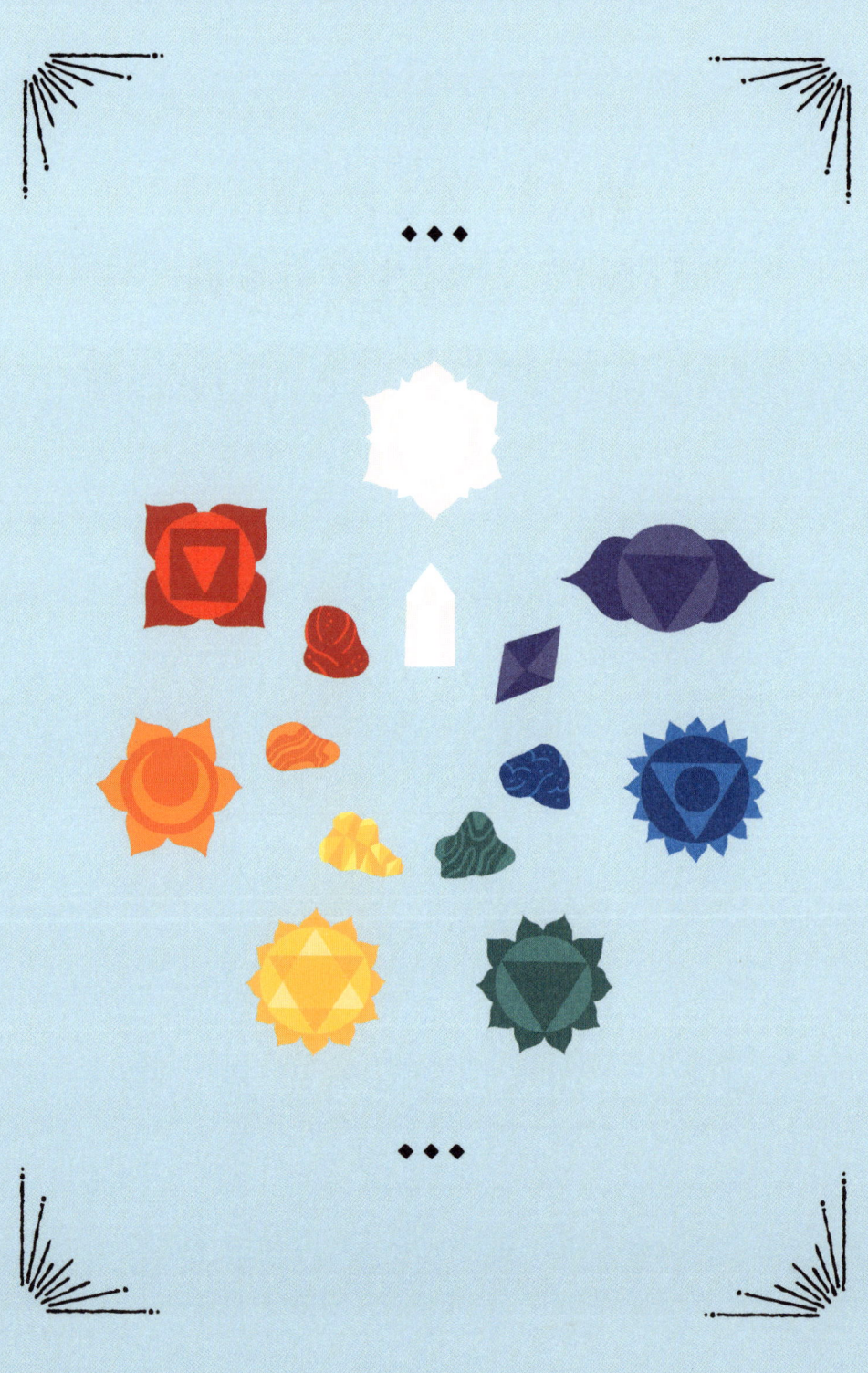

WIE STEINE UND CHAKREN ZUSAMMENGEHÖREN

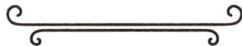

So, wir haben bereits entdeckt, dass es von großem Vorteil ist, Chakren mit Steinen in ihrer zugeordneten Farbe zu behandeln. Auf diese Weise verbessern sich die Frequenzen.

Nach einiger Zeit werden Sie feststellen, dass Sie Steine unabhängig von ihrer Farbe einsetzen können. Steine wie der Amethyst oder der grüne Calcit arbeiten auf eine Art, die tief wirkt, unabhängig davon, wo sie verwendet werden, solange sie richtig benutzt werden.

Lernen ist hier das Schlüsselwort, und Gefühl das krönende Element bei dieser Suche, durch die wir irgendwann genau wissen, welche Steine wir einsetzen müssen und die uns zu guten Kristalltherapeuten werden lässt. Dann können wir „echte Wunder" bewirken – die nichts anderes sind, als dass sichtbar wird, wer wir sind, was wir wirklich wollen und schließlich, was wir anders machen müssen. In anderen Worten: Evolution ist das Ziel, aber Liebe ermöglicht die Veränderung!

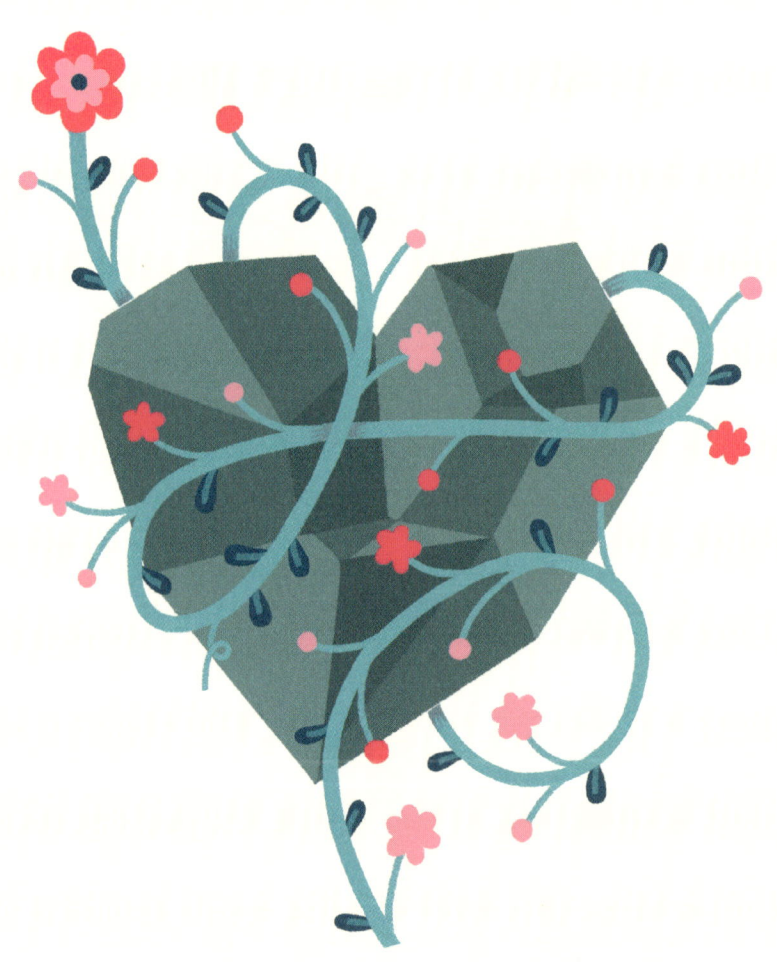

KAPITEL 4

9 STEINE FÜR UNSERE CHAKREN

In jahrelanger Forschung habe ich herausgefunden, dass diese neun Steine, wenn sie wirklich verstanden und ausreichend studiert werden, fundamentale Steine sein können, die stark, hilfreich und überaus wirksam sind.

Wenn Sie erst mit diesen neun Helfern vertraut sind, sind Sie in der Lage, sich durch die Auswahl des richtigen Steins selbst zu helfen. Denn wer kann schließlich die Botschaften Ihres Körpers und ihres Geists besser verstehen als Sie und daher angemessen auf sie reagieren?

Die neun Steine helfen uns auch in der echten Kristalltherapie, die anhand von Symptomen beginnt und uns bemerkbare und langanhaltende Ergebnisse verschafft.

Die Anwendung der Steine ist beinahe so alt wie die Welt selbst. Sie verkörpern die Energie, die wir in verschiedenen Stationen unseres Lebens brauchen.

SCHWARZER ONYX

- **Mineralfamilie:** Quarz, Chalcedon-Variante
- **Gewinnungsgebiete:** Brasilien, Mexiko, Pakistan
- **Farben:** schwarz, weiß, gelb, hellgrün
- **Planet:** Venus
- **Tierkreiszeichen:** Steinbock
- **Chakra:** erstes
- **Hauptzweck:** verleiht die Stärke zum Handeln
- **Musiknote:** C
- **Betroffene Körperteile:** Knochen, Zähne, Beine, Füße, Skelett
- **Schlagwort:** „Handle!"

Der Schwarze Onyx ist schon seit alters her bekannt. In vorgeschichtlicher Zeit diente er zu Herstellung von Waffen, etwa für Speerspitzen aus Feuerstein, einer Variante des Schwarzen Onyxes.

Wo der Onyx ist, gibt es auch Aufsässigkeit, Hartnäckigkeit, die Fähigkeit, „zu tun, was getan werden muss". Er kann zur Entschlossenheit anstacheln, auch bei unangenehmen Aufgaben.

Dieser Stein hat eine einzigartige Perspektive. Im Inneren befindet sich ein weißer Kern, der unsere „dunkle" Seite (die innere Seite, die wachsen muss) sieht und berührt und sie zu einem weiterentwickelten Licht transformiert, das integriert werden kann.

In unseren schwierigeren Momenten strahlt der Onyx Stabilität aus und das Gefühl, in der Erde verwurzelt zu sein. Mit ihm können wir auch emotional aufreibendsten Situationen begegnen.

Dieser Stein wirkt auf das Skelett, macht es stärker und weniger anfällig für Brüche. Auch hat er große Wirkung auf unsere unteren Extremitäten.

INTERESSANTES DETAIL: In Pakistan gibt es hellgrünen/gelben und transparenten Onyx. Seit der Antike wird er zur Verzierung von Gebäuden und für Schmuck verwendet.

FUNFACT: Jede Farbe wird für spezielle Energiezwecke eingesetzt – vom Erden (schwarzer Onyx) bis zum Offenwerden für das helle und spirituelle Licht, das von oben kommt (weißer Onyx).

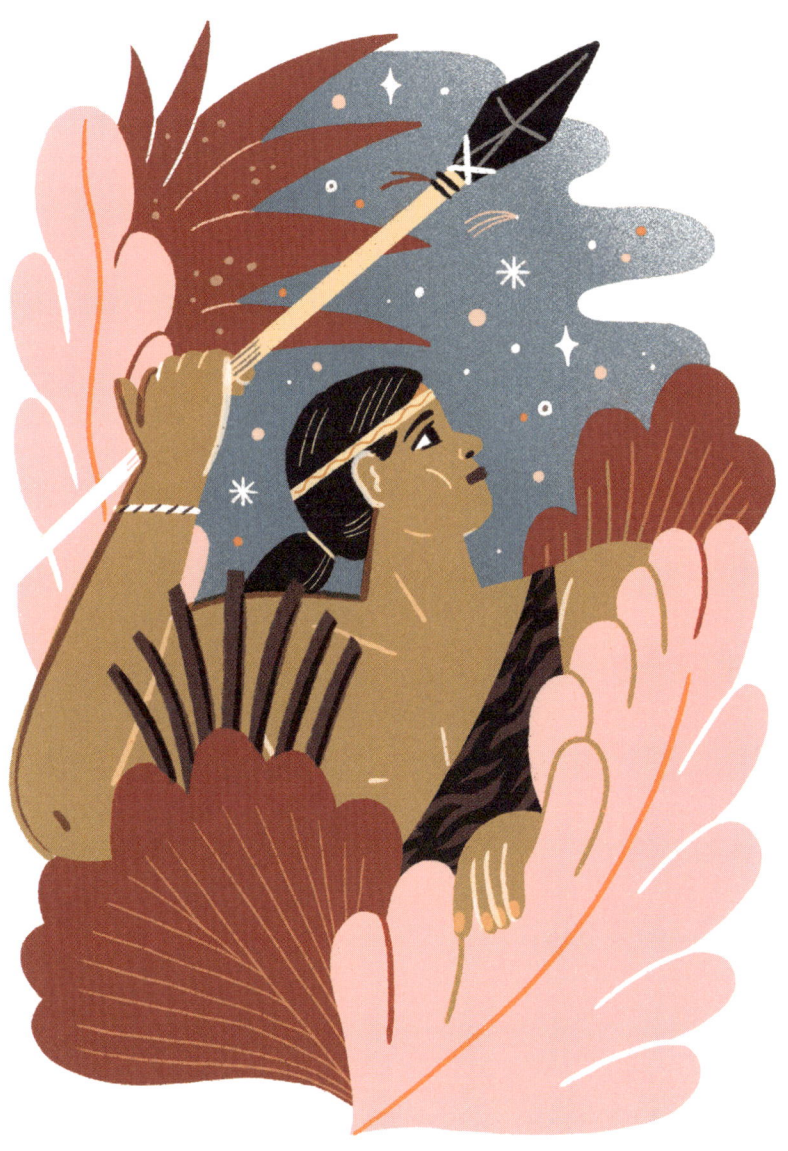

ROTER JASPIS

- **Mineralfamilie:** Quarz
- **Gewinnungsgebiet:** Türkei
- **Farben:** rot, gelb, grün
- **Planet:** Mars
- **Tierkreiszeichen:** Widder
- **Chakra:** erstes

- **Hauptzweck:** verleiht die Kraft zum Handeln
- **Musiknote:** C
- **Betroffener Körperteil:** Blutkreislauf (speziell im Gehirn)
- **Schlagwort:** „Handle!"

Die Energie des roten Jaspis unterstützt die Fähigkeit des Körpers, seinen Aufgaben nachzukommen: Sie sorgt für allgemeine Funktionen. Sie entzündet das Feuer, das die Energie- und Emotionskreisläufe brauchen, um ordnungsgemäß zu arbeiten.

„Machen" ist das Stichwort dieses Steins!

Wir können den roten Jaspis fundamentalen Gefühlen zuordnen, die wir im Tierkreiszeichen Widder und seiner Impulsivität und Dickköpfigkeit wiederfinden, die bisweilen auf sehr kurzsichtige Ziele gerichtet werden.

Starrsinn wird unter anderem durch körperlichen Widerstand ausgedrückt – eine weitere Eigenschaft des roten Jaspis. Schuldgefühle verschwinden und machen Platz für Strömungen, die Veränderungen in unser Leben bringen sollen.

Kurz gesagt können wir den Jaspis als wiederentfachtes Feuer bezeichnen, das uns aus festgefahrenen Situationen, aus denen wir nicht herausfinden, befreit.

Er ist ein mächtiger Schutz gegen „Energievampire", Menschen, die selbst über wenig Energie verfügen und sich an der Energie anderer Menschen bedienen. Wer von ihnen angefallen wurde, bemerkt einen plötzlichen Energieabfall bei sich: wacklige Beine, Müdigkeit und weitere ähnliche Symptome. Der rote Jaspis wehrt Energiediebe ab.

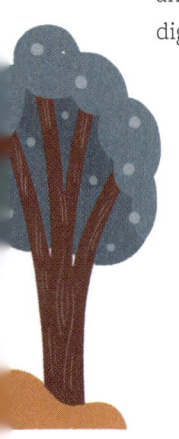

INTERESSANTES DETAIL: Jaspis gibt es in verschiedenen Farben. Als roter Stein eignet er sich am besten zur Abwehr von Energievampiren.

FUNFACT: Der einzige Gewinnungsort in ganz Europa lag im antiken Italien, genauer gesagt im Lagorara Tal (La Spezia).

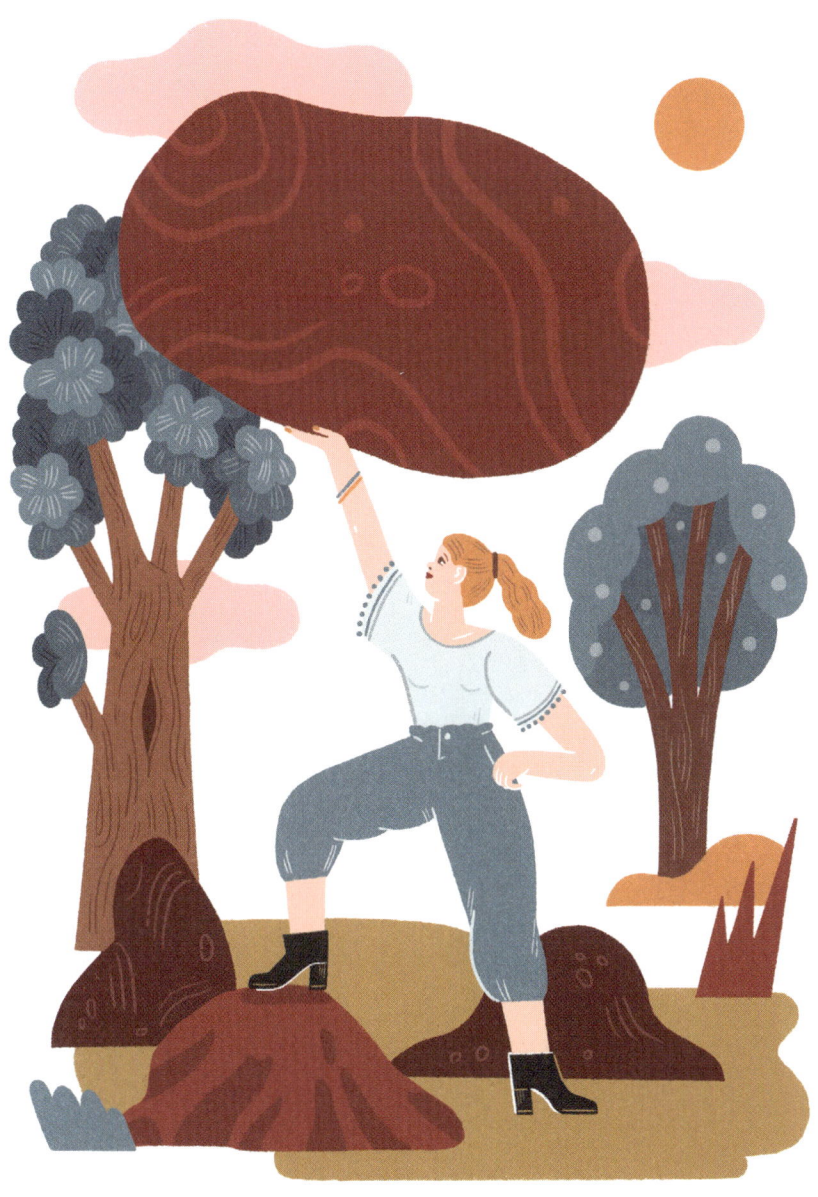

KARNEOL

- **Mineralfamilie:** Quarz, Achat
- **Gewinnungsgebiete:** Brasilien, Uruguay, Afrika
- **Farbe:** orange
- **Planet:** Merkur
- **Tierkreiszeichen:** Jungfrau
- **Chakra:** zweites

- **Hauptzweck:** weitreichende Entwicklung
- **Musiknote:** D
- **Betroffene Körperteile:** Darm, Leber, Eierstöcke
- **Schlagwort:** „Fühle!"

Der Karneol ist mit den Körperorganen verbunden, die mit Wasser zu tun haben. Das am stärksten betroffene Organ ist der Darm. Wir sollten immer daran denken, dass der Darm tiefgründig und symbolisch Gefühle verarbeitet und aufnimmt. Unvermittelte Emotionen, die etwa in Momenten hoher Stressbelastung auftreten, bringt viele Menschen dazu, sich selbst zu beschmutzen, bevor sie die Toilette erreichen. Plötzlicher Stuhlgang wird durch starken emotionalen Druck ausgelöst, den der Darm nicht verarbeiten kann und ihn deswegen loswerden möchte.

Die Verwendung von Karneol liegt klar auf der Hand: Er hilft uns, Gefühle anzunehmen, indem wir sie auf tiefer Ebene verarbeiten und sie in Gedanken umformen, die nicht im Verstand bleiben, sondern die wir aufnehmen und metabolisieren, damit sie zu tiefgreifenden Veränderungen führen.

Die Leber profitiert von Karneol, weil er die Blutreinigung unterstützt, etwa durch die Produktion der richtigen Menge Gallenflüssigkeit, die in der Gallenblase gespeichert wird. Dort werden ärgerliche Gefühle je nach Temperament des Besitzers dosiert.

Seine Wirkung über die Eierstöcke liegt in der Regulierung der Menstruationsblutung und Schmerzlinderung.

INTERESSANTES DETAIL: Lassen Sie beim Kauf von Karneol und generell bei Achat Vorsicht walten, denn häufig wird die Farbe der Steine durch Zugabe von Farbe manipuliert, die bei hohen Temperaturen im Ofen in den Stein eindringt.

FUNFACT: Meist lässt sich falscher Achat anhand seiner elektrischen Farben bestimmen, oft Violett, Blau, Fuchsia, Tiefschwarz und Aquagrün.

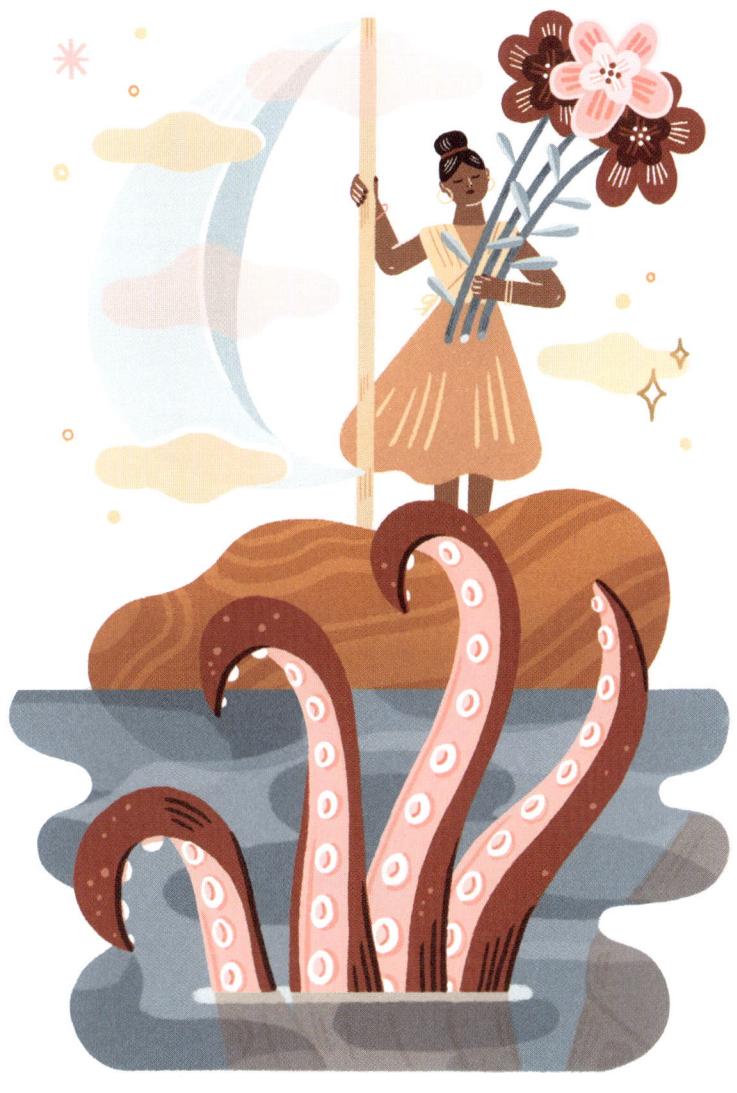

SMARAGD

- **Mineralfamilie:** Beryll
- **Gewinnungsgebiete:** Kolumbien, Brasilien
- **Farbe:** grün
- **Planet:** Venus
- **Tierkreiszeichen:** Stier
- **Chakra:** viertes

- **Hauptzweck:** Liebe und Veränderung
- **Musiknote:** F
- **Betroffene Körperteile:** Herz, Leber, Augen, Lymphsystem
- **Schlagwort:** „Verändere dich!"

Der Name Smaragd stammt wahrscheinlich vom Sanskrit-Wort *barag* (Blitz) ab. Der Stein ist traditionell mit der Magie der Liebe und der Romantik verknüpft. Häufig ist er der Star in Kronen und bei aufwändigem Schmuck und ziert Ringe für geliebte Menschen.

Der Smaragd ist der Königsstein des Herzchakras. Dank ihm kann das vierte Energiezentrum zu Harmonie und Balance finden und so zu Stabilität zurückkehren.

Der wunderbare Stein ist mit dem inneren Garten verbunden, der unglaublichen, nährenden, emotionalen Kapazität, die das Herz von Natur aus besitzt. Seine Kraft ist transformierend und kann alle Emotionen verarbeiten, die durch das Energieherz fließen, bevor er sie reinigt und in Lichtenergie verwandelt, die genutzt werden kann. Das Gefühl schmilzt dahin und wir fühlen uns leichter.

Smaragde sind einzigartige Steine – „kritisch" sogar, denn sie verlangen nach großer Umsicht im Umgang. Befindet er sich über dem Herzen einer Person, die emotional im Gleichgewicht ist, verleiht er Hilfe und Mitgefühl für andere. Hat der Träger des Steins jedoch Probleme mit seinem Machtanspruch, kann es dazu kommen, dass er die Schwächsten in die Knie zwingt, um seiner Herrschsucht Genüge zu tun.

Deshalb sollten wir Smaragde nur dann tragen, wenn wir uns selbst genau zuhören und unbedingt nur eine kurze Zeit, nie länger als an sieben aufeinanderfolgenden Tagen.

Zwei seiner stärksten Eigenschaften sind, dass er entzündungshemmend auf die Leber wirkt und beruhigend auf die Augen.

Er schafft es, den Lymphfluss und damit den Energiekreislauf zu reharmonisieren.

INTERESSANTES DETAIL: Manchmal werden Smaragde in Spezialöfen erhitzt, um ihre Farbintensität zu erhöhen.

FUNFACT: Andere Steine der Beryll-Familie in der Kristalltherapie sind Heliodor, Aquamarin und Morganit.

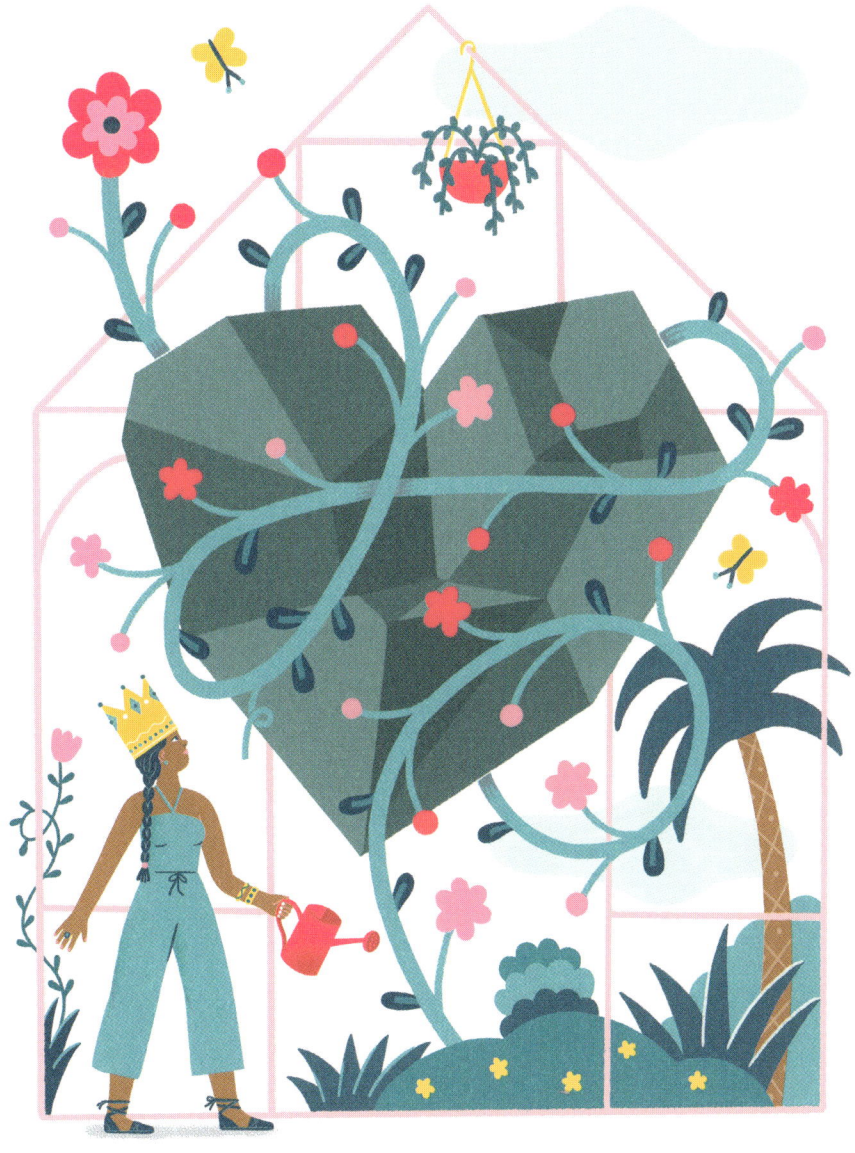

ROSENQUARZ

- **Mineralfamilie:** Quarz
- **Gewinnungsgebiete:** Brasilien, Madagaskar
- **Farbe:** rosa
- **Planet:** Venus
- **Tierkreiszeichen:** Waage
- **Chakra:** viertes

- **Hauptzweck:** Hilfe in schweren Zeiten
- **Musiknote:** E
- **Betroffene Körperteile:** Blutdruck, Herztätigkeit
- **Schlagwort:** „Behandle!"

„Beschütze mich, Rosenquarz, wenn ich der Gnade der See ausgeliefert bin, wenn mein Leben über Wellen zieht, die zu hoch für mich schlagen, wenn alles um mich herum dunkel ist. Hilf mir, damit ich die Morgendämmerung nach dieser langen, kalten Nacht erwarten kann, und die Wärme der Sonne den Weg findet, den ich verloren habe und damit mein Herz aufhört, so wild zu schlagen!"

Das beschreibt die große Aufgabe des Rosenquarzes in wenigen Worten: uns beistehen in emotional schwierigen Momenten, in denen wir selbst keine Kontrolle mehr über unsere Gefühle haben und Hilfe brauchen. Trauer, Verlust oder das Bedürfnis nach Trost finden Zuflucht in diesem Quarz.

Das Herz ist im Grunde ein Reinigungsapparat, der wie in einem Hochofen unsere Gefühle reinigt und sie anschließend als Informationsträger überall in den physischen und den energetischen Körper aussendet.

Auf den Blutdruck wirkt sich Rosenquarz positiv aus, besonders bei niedrigem Blutdruck, weil er die Parameter neu ausrichtet.

Dieser Hinweis ist wichtig: Da Quarze sehr stark sind, sollten sie nicht länger als fünf Tage hintereinander getragen werden. Anschließend sollte eine Pause von fünf Tage eingehalten werden. Längeres Tragen kann zu erschwerter Atmung führen, zu Herzrasen und vorzeitiger Kontraktion des Herzens, was auf lange Sicht ernsthafte Probleme erzeugen kann.

INTERESSANTES DETAIL: Die aus Madagaskar stammenden Steine sind besonders klar und farbintensiv.

FUNFACT: Wussten Sie, dass Rosenquarz für Schönheitsbehandlungen eingesetzt werden kann? Geben Sie einen Rosenquarz mindestens drei Tage lang in eine Feuchtigkeitslotion. Die Lotion nimmt die Schwingungen des Steins auf. Massiert man sie dann ein, wird die Haut weicher und glatter.

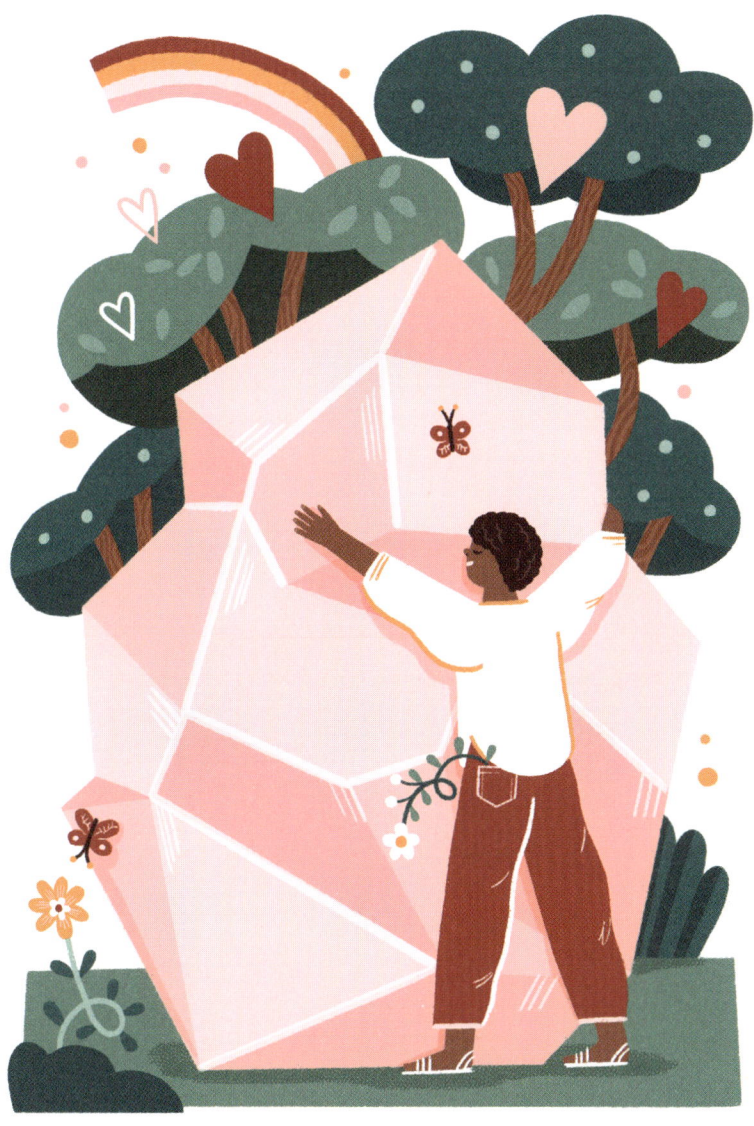

CITRIN

- **Mineralfamilie:** Quarz
- **Gewinnungsgebiete:** Brasilien, Madagaskar, USA
- **Farbe:** gelb
- **Planet:** Sonne
- **Tierkreiszeichen:** Löwe
- **Chakra:** drittes und Milz

- **Hauptzweck:** Optimismus
- **Musiknote:** E
- **Betroffene Körperteile:** Zwerchfell, Milz, Bauchspeicheldrüse, Magen
- **Schlagwort:** „Positivität!"

Ein Blick auf einen Citrin, besonders einen zitronengelben, lässt einen sofort an die Sonne denken, an ihre Wärme, an ihr Strahlen und – warum nicht? – an das Licht am Ende des Tunnels, in dem wir vielleicht schon länger feststecken.

Die Einstellung dieses Quarzes und fast aller gelben Steine ist, dass das Glas halb voll ist, er bereichert unser Leben durch Optimismus.

In unserem Alltag geschehen Dinge, die unsere Stabilität auf die Probe stellen. Citrin treibt uns an, das Gute in dem, was geschieht, zu sehen, und erinnert uns daran, dass nichts zufällig passiert, sondern wir aus allem etwas lernen können. Aus den Ereignissen des Lebens können wir immer etwas lernen, das uns besser macht.

Er steigert das Selbstwertgefühl. Der Solarplexus, der etwa fünf Zentimeter unter der Magenöffnung liegt, wird durch ihn harmonisiert, was das Vertrauen in uns noch weiter stärkt.

Das Milzchakra als Energiespender des Körpers wird gestärkt.

Die Bauchspeicheldrüse, die für den Umgang mit der Süße des Lebens steht, wird unterstützt bei der Bildung von Insulin, dem Hormon, das es uns symbolisch ermöglicht, uns der Süße zu öffnen, sie zu empfangen und lernen, sie zu verschenken. Der Citrin verbessert die Magenfunktion, weil er dessen Säfte ausgewogen ausrichtet.

INTERESSANTES DETAIL: Es gibt zwei Arten Citrin – den natürlichen und den künstlichen. Letzterer hat eine strahlende Farbe und einen milchig-weißen Anteil, er wird Madeira-Citrin genannt und wird am häufigsten verkauft. Der natürliche Citrin ist hübsch gefärbt und selten verfügbar.

FUNFACT: Der Madeira-Citrin ist tatsächlich ein Amethyst, der hocherhitzt wurde, wobei sich seine Farbe von Violett zu Gelb, zu gebranntem Gelb oder Braun wechselt.

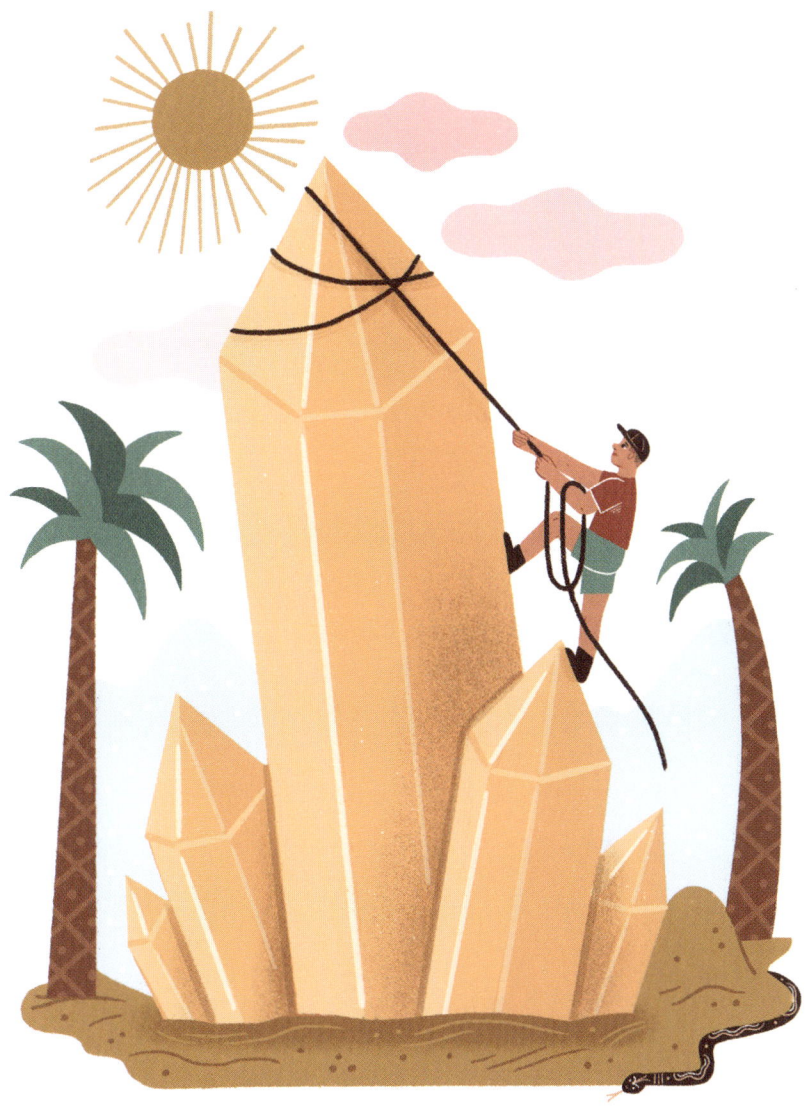

SODALITH

- **Mineralfamilie:** Quarz
- **Gewinnungsgebiete:** Brasilien, Namibia, Bolivien
- **Farbe:** blau
- **Planet:** Jupiter
- **Tierkreiszeichen:** Schütze
- **Chakra:** fünftes

- **Hauptzweck:** vermittelnde Kommunikation
- **Musiknote:** G
- **Betroffener Körperteil:** Kehle
- **Schlagwort:** „Denke und kommuniziere!"

„Wenn ich meinen Ärger, der meinen Verstand heimsucht und mich nach Atem ringen lässt, doch nur ruhig vermitteln könnte. Wenn meine aufeinandergepressten Zähne und mein verkrampfter Kiefer Entspannung finden könnten."

Das intensive Blau des Sodaliths besänftigt wilde Wut. Mit seiner Hilfe können wir uns auf produktive und nicht-destruktive Weise ausrücken. Er bringt uns dazu, zu reflektieren.

Durch ihn kann sich Aggression in erfolgreiche Kommunikation wandeln, die unsere weise und tiefsinnige Seite anstupst.

Der Sodalith stimuliert das Kehlchakra, das auf der Rückseite am Halsansatz sitzt und über Erkenntnisse wacht, uns hilft, etwas wahrzunehmen und zu verstehen, wie das jeweilige Problem zu lösen ist.

Allgemein profitiert die Kommunikation von Sodalith.

Die Kehle und die Stimmbänder werden durch den Stein stärker.

Sodalith ist sehr empfehlenswert für Menschen, die singen, speziell für heilige Gesänge. Er inspiriert und verbindet mit himmlischen Sphären.

INTERESSANTES DETAIL: Die blaue Farbe ist mit Weiß durchzogen für eine spirituellere Kommunikation.

FUNFACT: Amerikanische Ureinwohner verwendeten Sodalith, um ihren Zorn in eine bessere Richtung zu lenken.

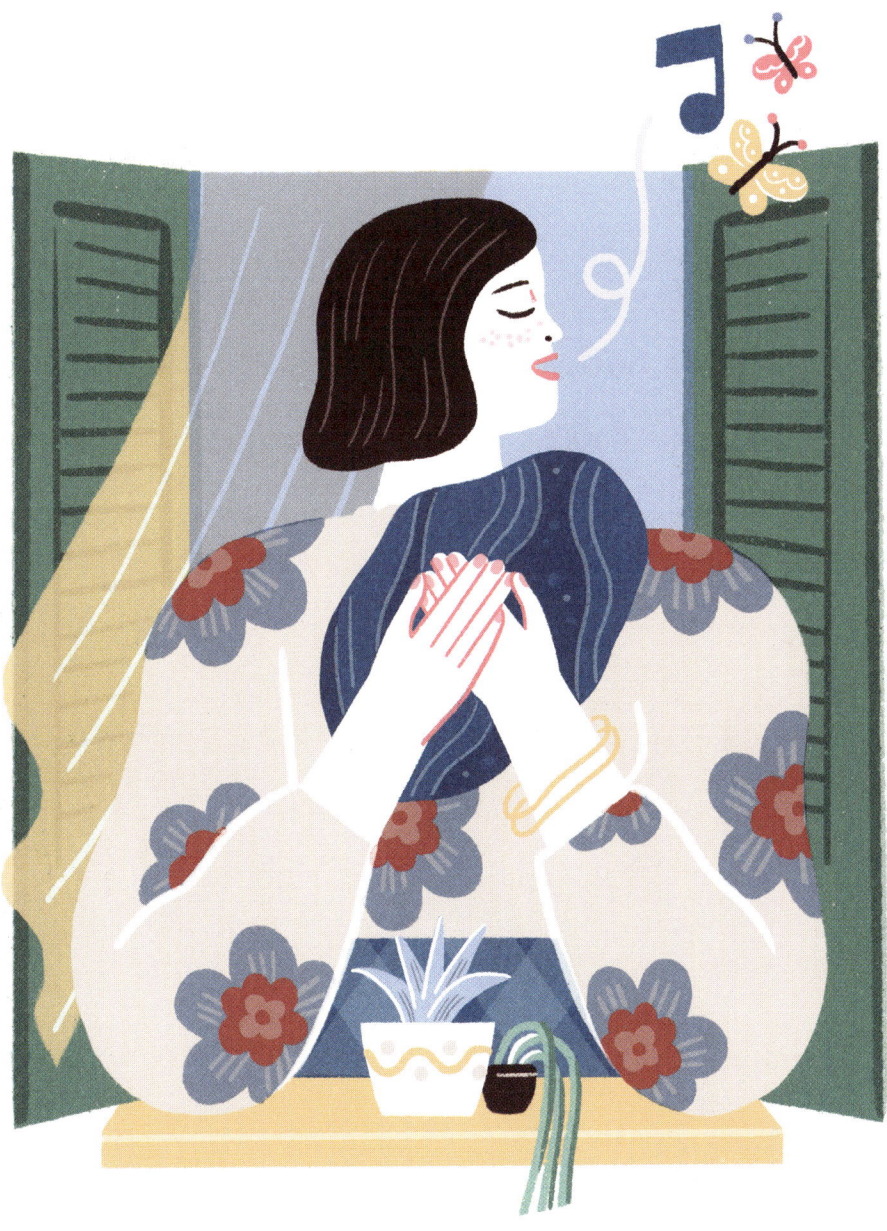

AMETHYST

- **Mineralfamilie:** Quarz
- **Gewinnungsgebiete:** Brasilien, Uruguay, Afrika
- **Farbe:** Violett
- **Planet:** Jupiter
- **Tierkreiszeichen:** Schütze
- **Chakra:** sechstes

- **Hauptzweck:** Klarheit
- **Musiknote:** A
- **Betroffene Körperteile:** Nervensystem, neuronale Versorgung
- **Schlagwort:** „Sieh!"

Wenn wir an einen Amethyst denken, kommt uns zuerst seine violette Farbe in den Sinn. Und das ist genau der Geisteszustand, den wir brauchen, wenn wir Klarheit über etwas erlangen möchten.

Tatsächlich liegt der Bezug noch vor dem Geist, denn der Quarz ist auf die Spiritualisierung der Realität ausgerichtet, also auf die Seele. Er lehrt uns, dass im Grunde nichts so ist, wie es zu sein scheint, dass hinter jeder Tatsache des Lebens eine evolutionäre Erklärung steht.

Das Dritte Auge – oder der sechste Energiepunkt – liegt gut fünf Zentimeter mittig über den Augenbrauen. Der Amethyst verstärkt es hervorragend, er verbessert die Seh- und die Hörkraft und die subtile Empfindsamkeit allgemein.

Es unterstützt das Nervensystem außerordentlich und lindert nervtötende Kopfschmerzen.

Unsere Traumtätigkeiten intensivieren sich. Der Stein verleiht uns stärkere Erinnerungen an unsere Träume, mit denen wir leichter zu ihrer Botschaft und ihren evolutionären Absichten finden.

Im Allgemeinen sollten Steine nicht im Schlafzimmer eingesetzt werden, der Amethyst bildet hierbei eine Ausnahme. Wie immer sollte er hier nur vorübergehend verwendet werden und nicht zur dauernden Gewohnheit werden.

Es ist weise, daran zu denken, dass Steine dazu neigen, Energiekörper nachts zu stimulieren, was zu unruhigem Schlaf führen kann.

INTERESSANTES DETAIL: Amethyst kann mit Citrin gemischt werden, daraus entsteht ein violett-gelber Stein, den man Ametrin nennt.

FUNFACT: Setzt man einen Amethyst großer Hitze aus, ändert er seine Farbe von Violett zu Gelb – es entsteht ein Madeira-Citrin, dessen Preis weit unter dem von natürlichen Citrinen liegt.

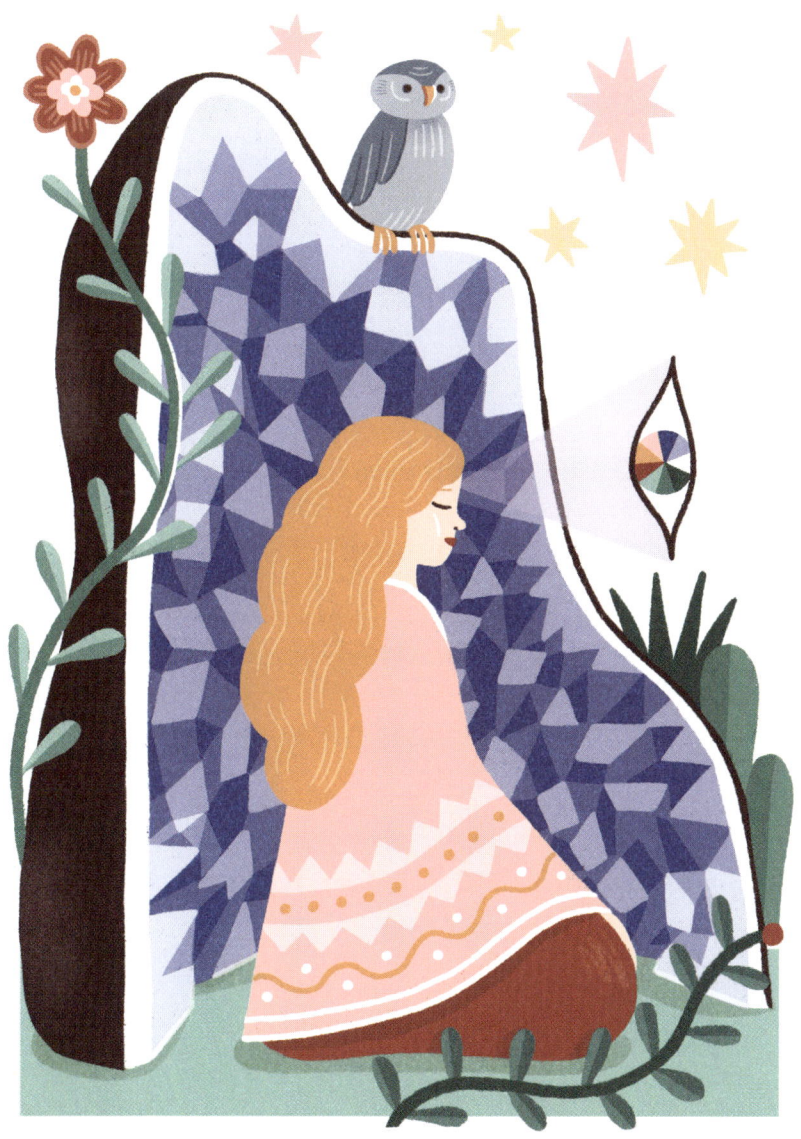

HYALINQUARZ

(BERGKRISTALL)

- **Mineralfamilie:** Quarz
- **Gewinnungsgebiete:** Brasilien, Madagaskar, Italien
- **Farbe:** transparent
- **Planeten:** alle
- **Tierkreiszeichen:** alle
- **Chakra:** siebtes

- **Hauptzweck:** Erhöhung der Schwingungsfrequenzen
- **Musiknote:** H
- **Betroffener Körperteil:** Nervensystem
- **Schlagwort:** „Verbinde dich!"

Wenn ich an Hyalinquarz denke, wandert mein Geist an die mächtigen, klaren und leuchtenden Drusen, die die Stadt Atlantis mit Energie versorgten. Bergkristall besitzt tatsächlich eine sehr hohe Frequenz, die seine Botschaft verstärkt.

Der Kristall hat in seiner natürlichen Form eine einfache oder eine doppelte Spitze. Mit ihm können wir unsere eigenen Frequenzen verstärken, indem wir sie erhöhen. Sie helfen uns dabei, gestörtes Verhalten zu korrigieren, weil sie es uns verstehen lassen.

Bergkristall kann überall am Körper angewendet werden und wirkt besonders gut am siebten Chakra, dem Zentrum, das uns mit unserer spirituellen Seite verbindet.

Neben seiner vielfältigen Einsatzmöglichkeit zur Stärkung und Bewusstseinserweiterung kann man Hyalinquarz sogar als „Laser" einsetzen, um die Umgebung und Energiekörper zu reinigen. Das allerdings ist eine reichlich komplizierte Methode, für die man unbedingt Expertenrat hinzuziehen sollte, damit kein Schaden durch dieses machtvolle Werkzeug entsteht. Das Nervensystem wird mit diesem Kristall gut versorgt, der es zu Heilungszwecken stimuliert.

INTERESSANTES DETAIL: Reiner Quarz wird auch in digitalen Geräten verwendet, etwa in Quarzuhren. Er wird wegen seiner gleichmäßig oszillierenden Frequenz geschätzt, die für eine genaue Zeitmessung sorgt.

FUNFACT: Hyalinquarz ist auch als Bergkristall bekannt. Der erste ist der wissenschaftliche Name, der zweite der gebräuchliche, der in Anlehnung an seine glasähnliche Transparenz entstand.

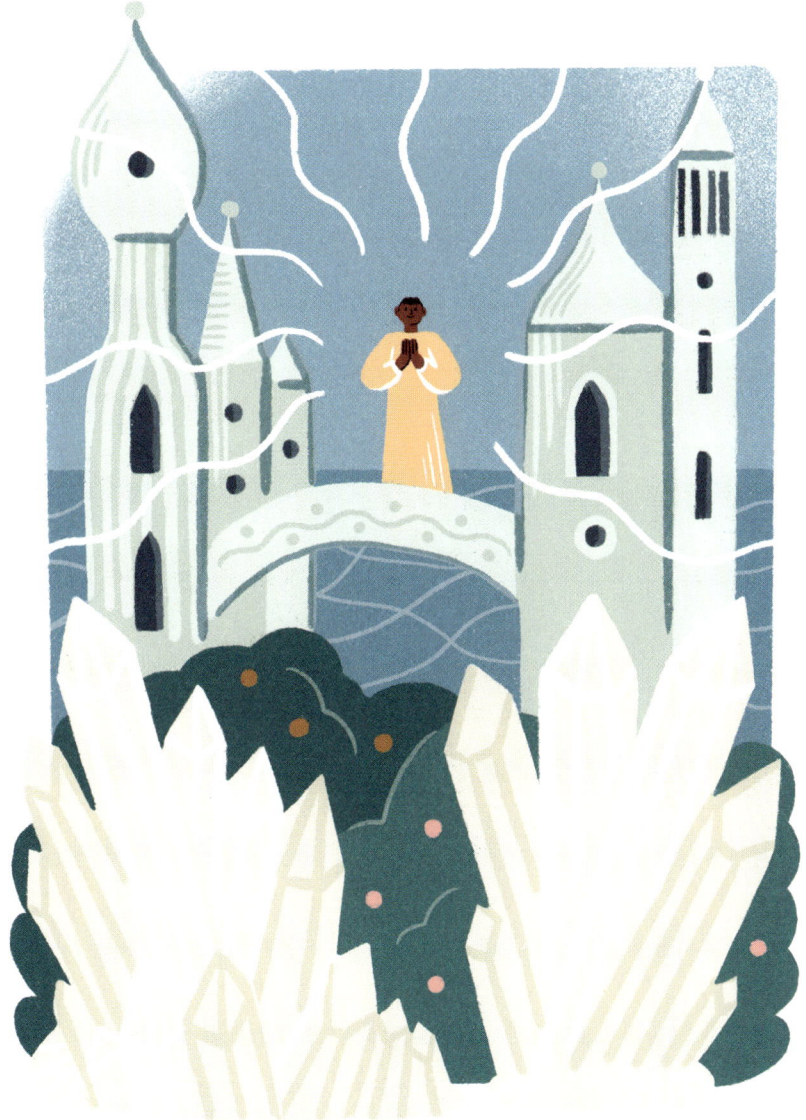

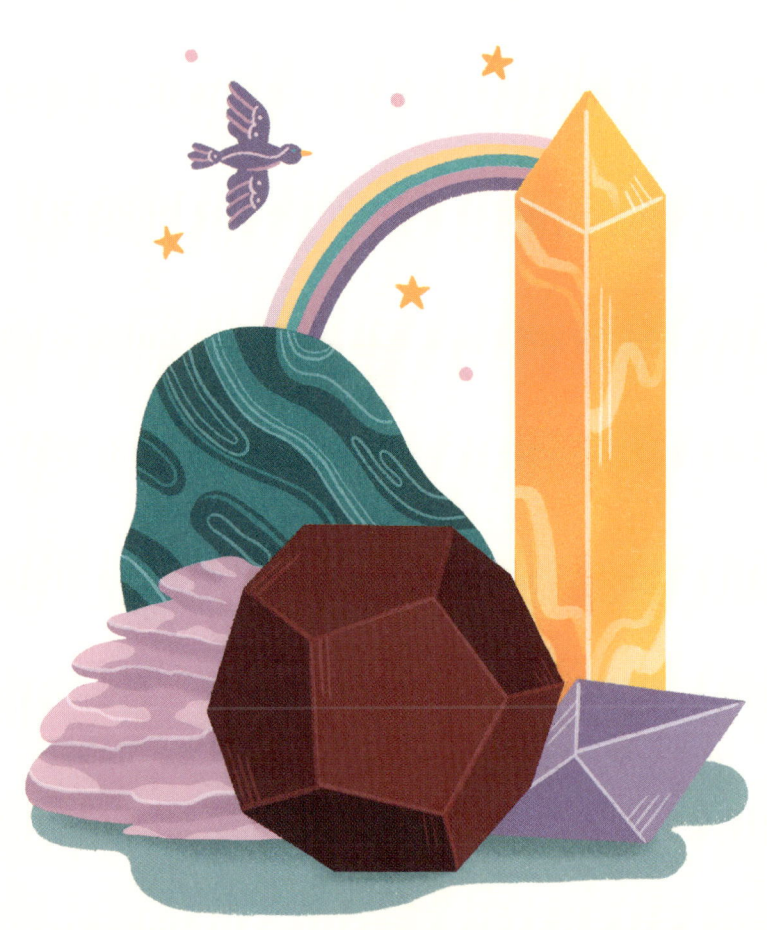

KAPITEL 5

28 STEINE FÜR DAS PSYCHISCHE UND PHYSISCHE WOHLBEFINDEN

Die folgenden Steine, die ich aus den Hunderten, die es gibt, ausgewählt habe, bilden eine Zusammenstellung weiterer interessanter Helfer, die wir zusätzlich zu den fundamentalen und bereits erwähnten Steinen als Unterstützung bei spezielleren persönlichen Anliegen einsetzen können. Mit diesen 28 Steinen lassen sich präzise und mit dem erforderlichen Tiefgang Themen behandeln.

Um die Kristalle besser kennenzulernen, müssen Sie sie studieren und danach den direkten Umgang mit ihnen aufnehmen, um das Gefühl für sie entwickeln zu können. Ich empfehle Ihnen, einen Stein in die Hand zu nehmen oder ihn einige Minuten auf eine Stelle Ihres Körpers zu legen und aufmerksam auf Ihre physischen, mentalen und spirituellen Reaktionen zu lauschen. Machen Sie sich bereit, zu erleben, welche Wirkung die Steine auf Ihre Energie haben – sie kann ganz zart und fein sein, aber auch deutlich und eindringlich.

SCHWARZER TRUMALIN

- **Mineralfamilie:** Silikate
- **Gewinnungsgebiete:** Brasilien, China
- **Farbe:** Schwarz
- **Planet:** Saturn
- **Tierkreiszeichen:** Steinbock

- **Chakra:** erstes
- **Hauptzweck:** Aufnahme
- **Musiknote:** C
- **Betroffene Körperteile:** Knochen, Zähne, Beine, Füße, Skelett
- **Schlagwort:** „Reinige!"

Schwarzer Turmalin ist länglich und hat Rillen. Steine mit einer solchen Struktur sind hervorragend geeignet zur Aufnahme und zur Ableitung einiger Arten von Energie.

Das Potenzial dieses Steins zeigt sich im Zusammenhang mit elektromagnetischen Wellen, erzeugt von elektronischen Geräten, die er aufnimmt und filtert.

Wir sind heute umgeben von elektronischen Geräten, die elektromagnetische Ladung abgeben und damit die Umgebung verschmutzen bis zu einem Grad, dass diejenigen, die darin leben, Schaden nehmen. Waschmaschinen, Mikrowellengeräte, Klimaanlagen, Computer (speziell Monitore) und andere Geräte erzeugen elektromagnetische Felder, die Einfluss nehmen auf unsere Körperfunktionen und die die Frequenzen unserer physischen Organe stören, die bereits angegriffen sind. Unter den vielen Auswirkungen sind: chronische Erschöpfung, Kopfschmerzen, Übergeben, Schwindel, Hautausschläge und andere deutliche Symptome. Auf lange Sicht lähmen uns diese Erscheinungen, die nur beendet werden, wenn ihre Ursachen festgestellt und entfernt werden.

Als „freundliches Mittel" dagegen kann der Turmalin dienen, der – wenn er neben solche Geräte gelegt wird – ihre elektromagnetischen Wellen aufnimmt und dadurch der Umweltverschmutzung entgegenwirkt. Bei Antennen, 4G- und 5G-Wi-Fi-Routern kann der schwarze Turmalin allerdings nicht viel ausrichten, da sie nicht filterbare elektromagnetische Frequenzen abstrahlen.

Wer einen schwierigen Moment erlebt oder mit intensiven Ereignissen umgeht, kann sich mit schwarzem Turmalin erden. Und schließlich verbessert er die Leitfähigkeit der Nervenbahnen in der Wirbelsäule und die Elastizität des Brustkorbs.

INTERESSANTES DETAIL: Turmaline gibt es in verschiedenen Farben – von schwarz bis rot, gelb, grün, rosa, blau, weiß und sogar mehrfarbig.

FUNFACT: In der Kristalltherapie wird ein wundervoller rot-grüner Turmalin verwendet, der Wassermelonen-Turmalin genannt wird.

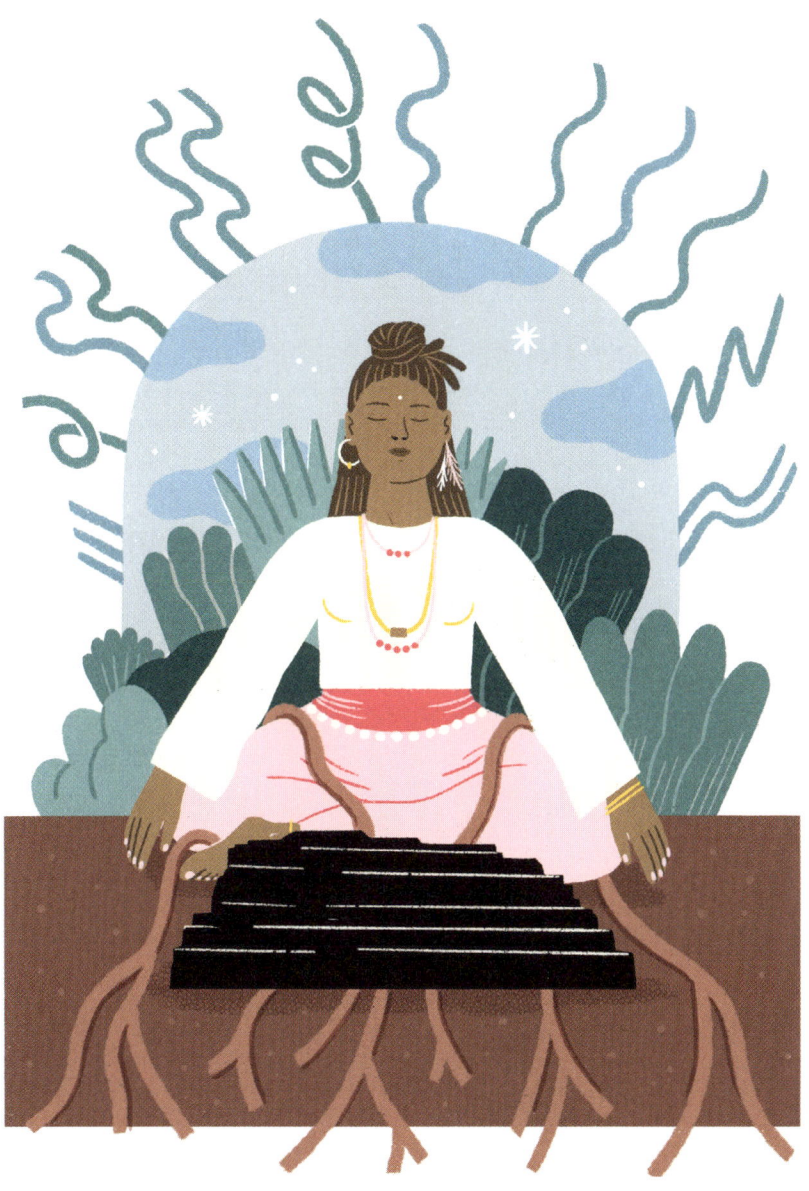

SCHWARZER OBSIDIAN

- **Mineralfamilie:** Vulkanglas
- **Gewinnungsgebiete:** weltweit
- **Farbe:** schwarz
- **Planet:** Saturn
- **Tierkreiszeichen:** Steinbock
- **Chakra:** erstes

- **Hauptzweck:** explosive Kraft
- **Musiknote:** C
- **Betroffene Körperteile:** Skelett, periphere Durchblutung
- **Schlagwort:** „Explodiere!"

Obsidian einen Stein zu nennen ist nicht ganz korrekt. Tatsächlich ist er ein Naturglas, geformt durch vulkanisches Gas. Seine Stärke ist es, Kontakt mit den Gefühlen aufzunehmen, die wir vor unserer bewussten Seite verborgen halten, die sich aber dennoch als körperliche oder emotionale Symptome manifestieren, bis wir sie sehen und in unser Bewusstsein bringen, damit wir sie verarbeiten und aufnehmen können.

Wie ein Vulkan fördert Obsidian mit Macht das Heraufkommen solcher Gefühle, damit wir sie aus der dunklen, unklaren Zone in die helle und weiterentwickelte emporheben können. So lösen wir Fesseln und können vorwärts gehen.

Durch den Obsidian lernen wir uns besser kennen, denn er bringt unsere Persönlichkeit ans Licht, die nicht immer mit unserer Seele im Gleichklang schwingt, sondern sie von ihr wegtreibt.

Obsidian hilft Menschen, denen es schwerfällt, mit den Füßen auf dem Boden zu bleiben, sich zu erden, in der Wirklichkeit verankert zu sein, Menschen, die zu Instabilität und Flüchtigkeit neigen wie ein Schmetterling.

Schwarzer Obsidian hat die Eigenschaft, die eher zerbrechlichen Stellen der Knochen zusammenzuhalten und die periphere Durchblutung zu fördern.

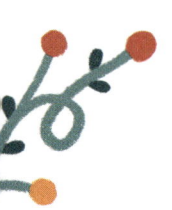

INTERESSANTES DETAIL: Je nach Zusammensetzung des Gases entstehen unterschiedliche Obsidiane, zum Beispiel Regenbogen- und Schneeflockenobsidian (Iris) oder eine schimmernde Variante.

FUNFACT: Wo Obsidiane zu finden sind? Überall dort, wo es einen Vulkan gibt.

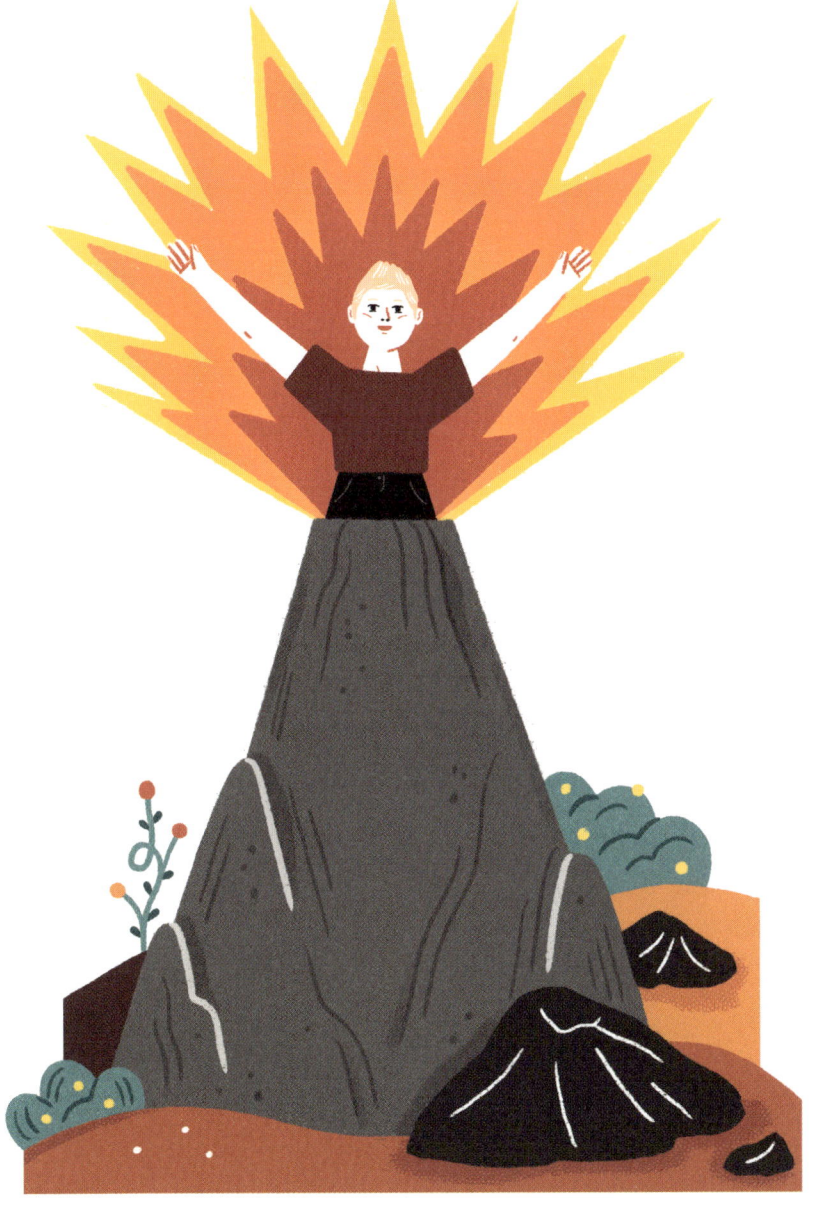

GRANAT

- **Mineralfamilie:** Nesosilikate
- **Gewinnungsgebiete:** Indien, Madagaskar, Sri Lanka
- **Farbe:** rot
- **Planet:** Pluto
- **Tierkreiszeichen:** Skorpion
- **Chakra:** erstes
- **Hauptzweck:** Aktivierung der Energie
- **Musiknote:** C
- **Betroffene Körperteile:** Kreislauf, Nebenniere
- **Schlagwort:** „Energie!"

Auf den ersten Blick kann der Granat fast schwarz und trüb aussehen. Ins Licht gehalten fängt er jedoch an zu schimmern! Sein berühmter roter Glanz wärmt die Augen und die Herzen.

Und ja, der Granat erzeugt Hitze und Feuer in großen Mengen. Einen Granat zu tragen, bedeutet, sich mit betriebsbereiter Energie aufzuladen, die das Feuer des Lebens stärker anfacht. Wenn wir müde sind und uns schlapp fühlen, ist der Granat genau richtig: Er stimuliert die Nebennieren, die Cortisol produzieren und Energie speichern.

Während des Ersten Weltkriegs war er in Italien sehr beliebt und wurde als Ring, Halskette und Ohrringe getragen. Er verlieh seinen Trägern die Kraft, trotz der Widrigkeiten dieser Zeit weiterzumachen.

Der schöne Granat ist ideal für Momente, in denen wir nicht genug Energie haben oder wenn wir denken, dass wir es nicht schaffen, mit noch einer schwierigen Situation umzugehen. Was sich mit dem Granat in unserem physischen Körper breitmacht, ist die *joie de vivre*.

In der Kristalltherapie ist er das Ass im Ärmel: Beim Lesen der Chakren zeigt er an, welches in Aufruhr ist oder in welchem das Problem steckt.

Granat hebt den Blutdruck und ist wichtig für die Aktivierung der Nebennieren und damit ein guter Aktivator des physischen Körpers.

INTERESSANTES DETAIL: Granat sollte nie lange getragen werden, höchstens fünfzehn Tage, worauf eine Pause von vier Tagen folgt. Damit verhindert man das Überladen des Energiesystems und die daraus entstehenden Probleme für den physischen Körper.

FUNFACT: Mit feinem Sand gemischt, kann der Granat in einem Wasserstrahlgerät Stahl und andere harte Materialien schneiden.

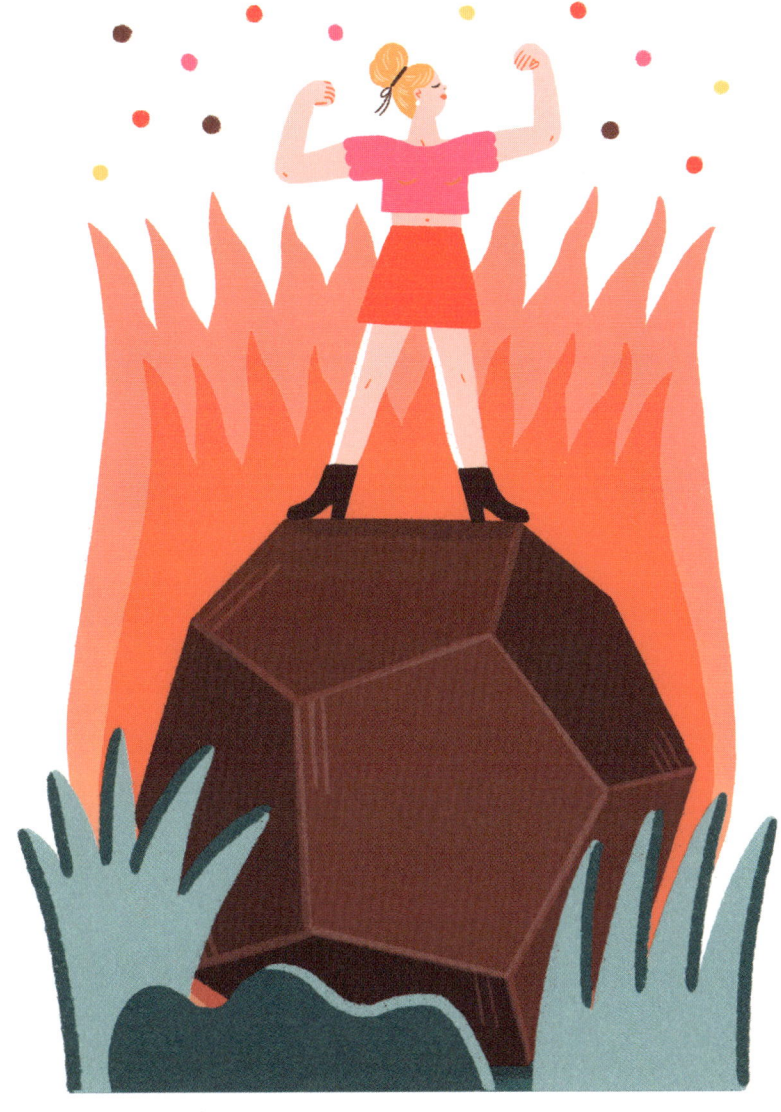

RUBIN

- **Mineralfamilie:** Aluminiumoxide
- **Gewinnungsgebiete:** Myanmar, Madagaskar, China
- **Farbe:** rot
- **Planet:** Pluto
- **Tierkreiszeichen:** Skorpion
- **Chakra:** erstes
- **Hauptzweck:** Aktivierung
- **Musiknote:** C
- **Betroffene Körperteile:** Genitalien, Nebennieren
- **Schlagwort:** „Leidenschaft!"

In der Kristalltherapie wird der Rubin eingesetzt, um die Grundenergie zu aktivieren, wobei der Fokus auf der Sexualenergie liegt. Er animiert die Libido, speziell die männliche, aber auch die weibliche.

Wie alle roten Steine spricht er die fundamentale menschliche Natur an, also Gefühle, die mit Ernährung (Hunger), Fortpflanzung (Sex) und Überleben (Aggression) zu tun haben.

Er stimuliert das erste Chakra und hebt das physische, emotionale und mentale Energieniveau an.

Wo sich vorher Pessimismus breitgemacht hatte, ist das Leben mit dem Rubin voller neuer Ziele, die man mit Freude und Schwung angeht.

Ein Rubin auf dem ersten Chakra aktiviert die sexuelle Energie und treibt uns zum Akt – der schieren Fortpflanzung wegen.

Ein Rubin auf dem Herzen lehrt uns Neues über Sex, über die Art, ihn mit Gefühlen zu verbinden und die Sphäre der Liebe zu betreten.

Er hat positive Wirkung auf den Enddarm und hilft, Entzündungen im ganzen Organ zu mildern. Er hilft auch bei Erektionsschwierigkeiten, besonders bei denen mit mentaler Ursache.

INTERESSANTES DETAIL: Der begehrteste Rubin wird „Taubenblut" genannt, weil seine Farbe ein tiefes Rot mit blauem Schimmer ist.

FUNFACT: Eine Variante ist der „Star Ruby", der das Licht auf einzigartige Weise bricht, so dass er wie ein leuchtender Stern aussieht.

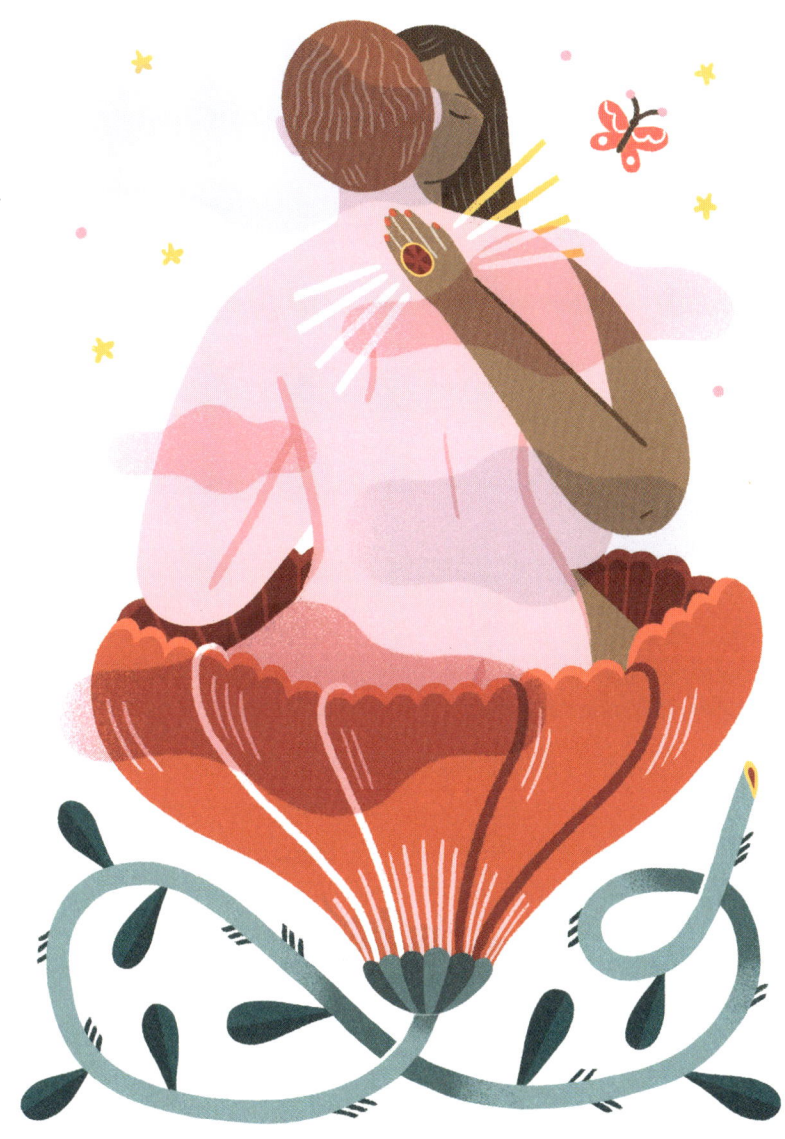

ORANGENCALCIT

- **Mineralfamilie:** Kalziumkarbonate
- **Gewinnungsgebiete:** verschiedene Regionen weltweit, speziell Mexiko
- **Farbe:** orange
- **Planet:** Merkur
- **Tierkreiszeichen:** Jungfrau

- **Chakra:** zweites
- **Hauptzweck:** Fluss der Gefühle
- **Musiknote:** D
- **Betroffene Körperteile:** Darm, Prostata
- **Schlagwort:** „Entwickle dich!"

Die orange Färbung des Calcits ist wunderschön: intensiv und sehr warm. Sie wirkt auf das zweite Chakra, wenn es durch erheblichen Stress oder ein tiefsitzendes Trauma geschwächt ist.

Es heißt, der Darm ist unser zweites Gehirn. Meiner Meinung nach ist er sogar das erste, denn er ist instinktiver und ausgeprägt emotional. Die emotionale Seite kann durch das Gehirn nicht akzeptiert oder unterstützt werden, das ausschließlich für unsere Körperfunktionen zuständig ist.

Das problembehaftete zweite Chakra neigt dazu, das dritte ins Schlingern zu bringen. Orangencalcit hilft dabei, das zweite Chakra zu erwecken und dabei das dritte Chakra mit auszurichten, das sich dann von außen darum kümmert, was vom zweiten verarbeitet wurde.

Wie alle Calcite, dämpft die orange Variante Lärm und Tumult im Geist, um Platz für ausgewogene Gefühle zu schaffen.

Der Körper profitiert von Calcit generell über die Knochen. Die Organe im Unterbauch werden durch Calcit weicher und entspannter.

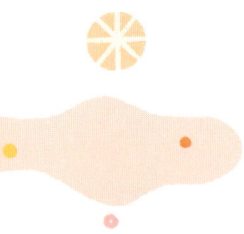

INTERESSANTES DETAIL: Calcit kommt in verschiedenen Farben vor: rot, orange, gelb, grün, rosa, blau und weiß.

FUNFACT: Überall auf der Welt gibt es Calcit. In Höhlen sehen wir ihn in Form von Stalaktiten und Stalagmiten, großen Calcit-Ablagerungen, die durch das langsame Herabfallen von Wassertropfen entstehen.

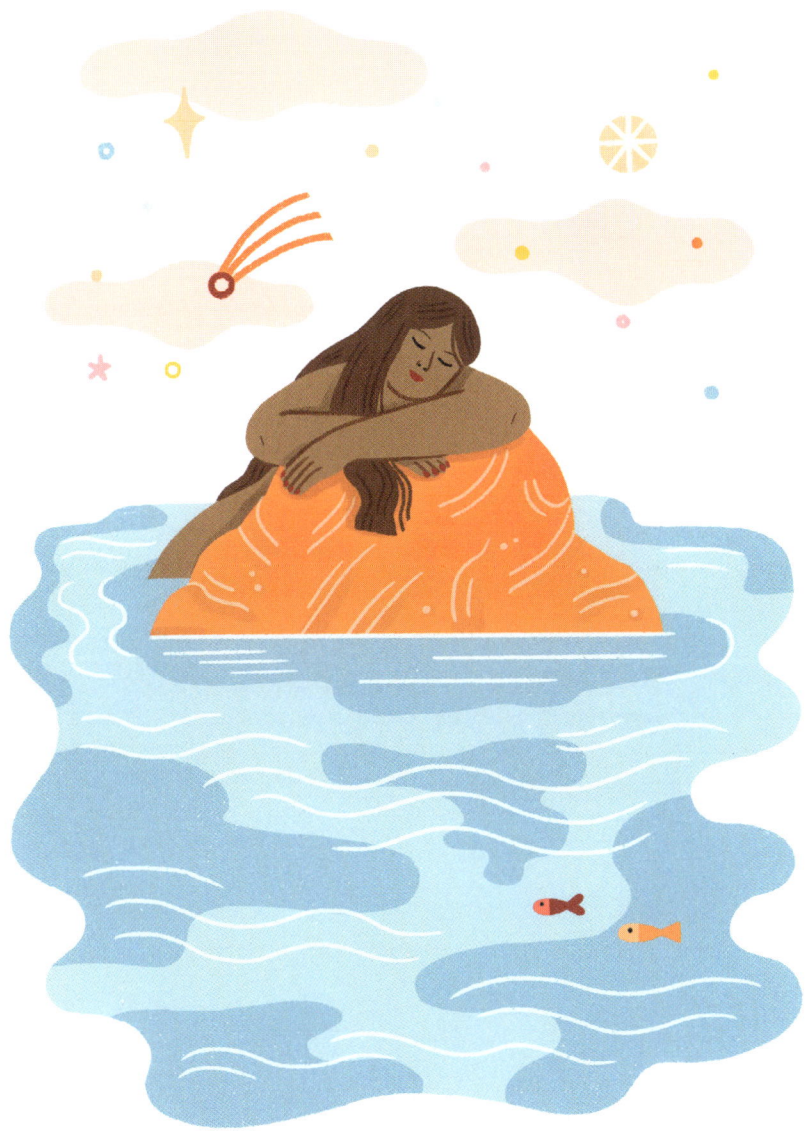

SONNENSTEIN

- **Mineralfamilie:** Feldspat
- **Gewinnungsgebiete:** Norwegen, Indien
- **Farbe:** orange
- **Planet:** Merkur
- **Tierkreiszeichen:** Zwillinge
- **Chakra:** zweites und drittes

- **Hauptzweck:** Optimismus
- **Musiknoten:** D, E
- **Betroffene Körperteile:** Darm, Nerven und Muskeln, Magen
- **Schlagwort:** „Das Glas ist halb voll!"

Der Sonnenstein mit seinen goldenen Reflexen erinnert an den Stern, von dem er seinen Namen hat. Er spannt interessanterweise eine Brücke zwischen den Energiepunkten des zweiten und dritten Chakras. Er verbreitet Offenheit und Sonnenschein. Sonnenstein drängt das zweite Chakra dazu, die eigene, innere Kraft für das dritte Chakra zu öffnen und sie der Welt zu offenbaren. So verwandelt sie persönliche Kraft in etwas, das der Gemeinschaft zugutekommt.

Das zweite Energiezentrum erfährt durch diesen Stein Unterstützung, wenn es schwierig ist, sich der Welt offen zu zeigen, weil die eigenen Gefühle gerade feststecken – irgendwo in den Gewässern des Unbewussten, wo keine Weiterentwicklung stattfindet. So entsteht eine Tendenz, sich in einen Elfenbeinturm zurückzuziehen, manchmal auf der Suche nach Einsamkeit.

Die Kanäle, durch die Energie vom unteren Teil des Körpers in den oberen fließt, erhalten durch den Stein, der den Fluss reguliert, eine Stärkung.

Bei einer nicht-chronischen Depression wirkt Sonnenstein heilsam. Er aktiviert in Krisenzeiten Nerven und Muskeln, ohne zusätzlich Stress zu verursachen. Und er unterstützt die Funktionen des Magens ungemein.

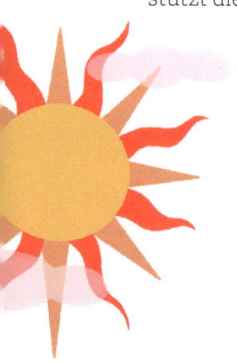

INTERESSANTES DETAIL: Die schönsten und am stärksten leuchtenden Varianten sind sehr selten, so behilft man sich und stellt Versionen aus Plastik und Glas her, die Myriaden von Lichtpunkten aussenden, die aber nichts mit dem authentischen Stein zu tun haben.

FUNFACT: Sonnenstein verkörpert männliche Energie und ist das Gegenstück zum Mondstein, der feminine Energie repräsentiert.

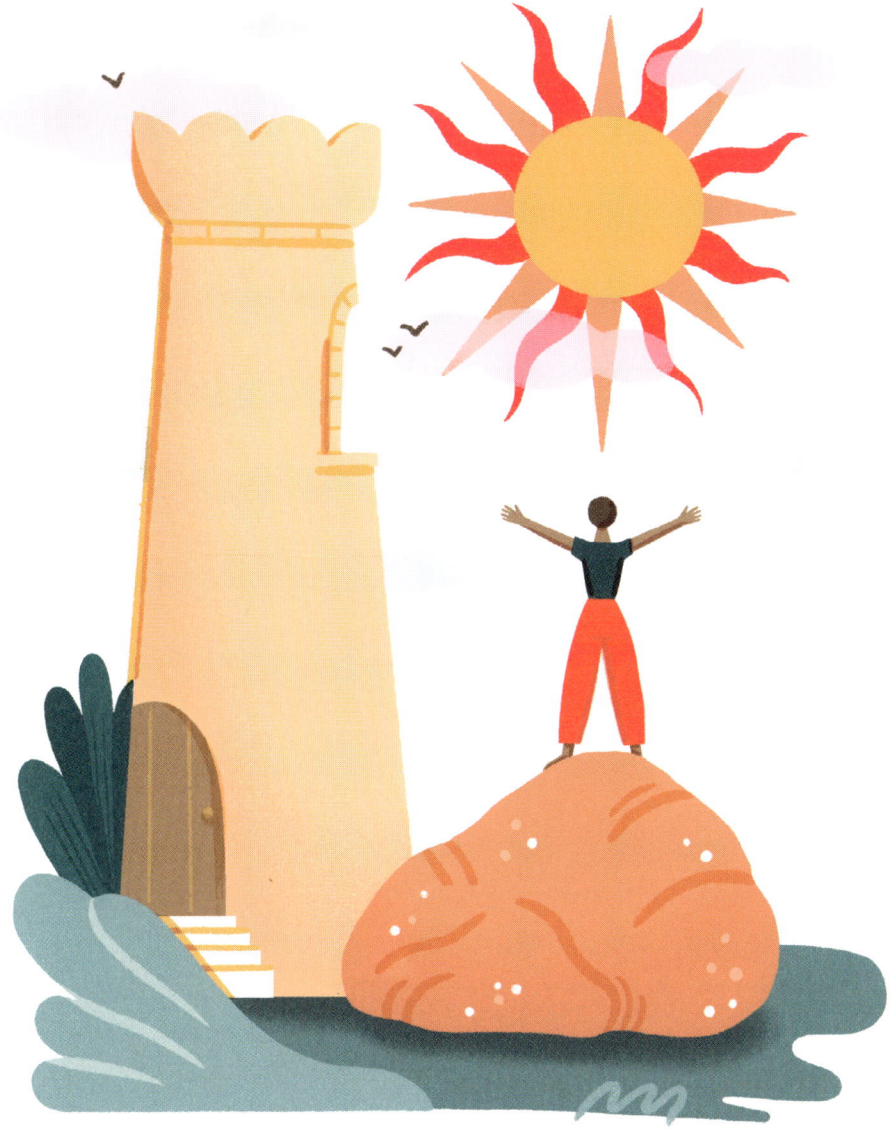

CHIASTOLITH ANDALUSIT

- **Mineralfamilie:** Nesosilikate
- **Gewinnungsgebiete:** Spanien, Frankreich, USA, Australien
- **Farbe:** braun
- **Planet:** Saturn
- **Tierkreiszeichen:** Steinbock
- **Chakra:** zweites

- **Hauptzweck:** Schutz
- **Musiknote:** D
- **Betroffene Körperteile:** Knochen, Venen
- **Schlagwort:** „Ich beschütze dich!"

Chiastolith ist eine Variante des Andalusits. Auf den ersten Blick beeindruckt er durch seine rhombische Form, in deren Mitte ein Kreuz prangt.

Er ist ein Schutzstein, ganz besonders, wenn man es mit einer stark disharmonischen Energie zu tun hat und vermeiden möchte, dass sie anderen Menschen bei Kontakt Schaden zufügt.

Empfehlenswert ist sein Einsatz für Operatoren und Therapeuten, die mit Menschen arbeiten, um sich vor deren starken Energien zu schützen, ganz besonders bei Arbeiten in Kontakt mit der Erdenergie.

Er stimuliert die Wahrnehmung von Fakten und Situationen, die im Dunkeln stattfinden und die wir nicht sehen wollen oder können.

Besonders gut tut er dem Solarplexus (dem dritten Chakra), das uns hilft, uns auch in höchst angespannten Zeiten körperlich zu entspannen. Dieses Chakra unterstützt den Magenöffner.

Chiastolith/Andalusit hat großen Einfluss auf unsere psychische und physische Struktur, die sie stärkt, so dass Menschen, die unter großem emotionalem Stress stehen, stabilisiert werden. Besonders bei den unteren Extremitäten zeigt sich eine großartige Wirkung.

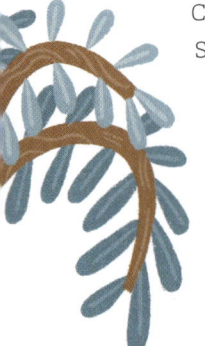

INTERESSANTES DETAIL: Der sehr dichte Stein sollte nur für eine kurze Dauer zu Schutzzwecken getragen werden, weil er dazu neigt, die Frequenz des zu schützenden Körpers zu senken.

FUNFACT: Einer der ersten Abbauorte lag in Spanien, in der Nähe von Santiago de Compostela. Umgehend galten der heilige Pfad und der Stein als Beschützer der christlichen Religion.

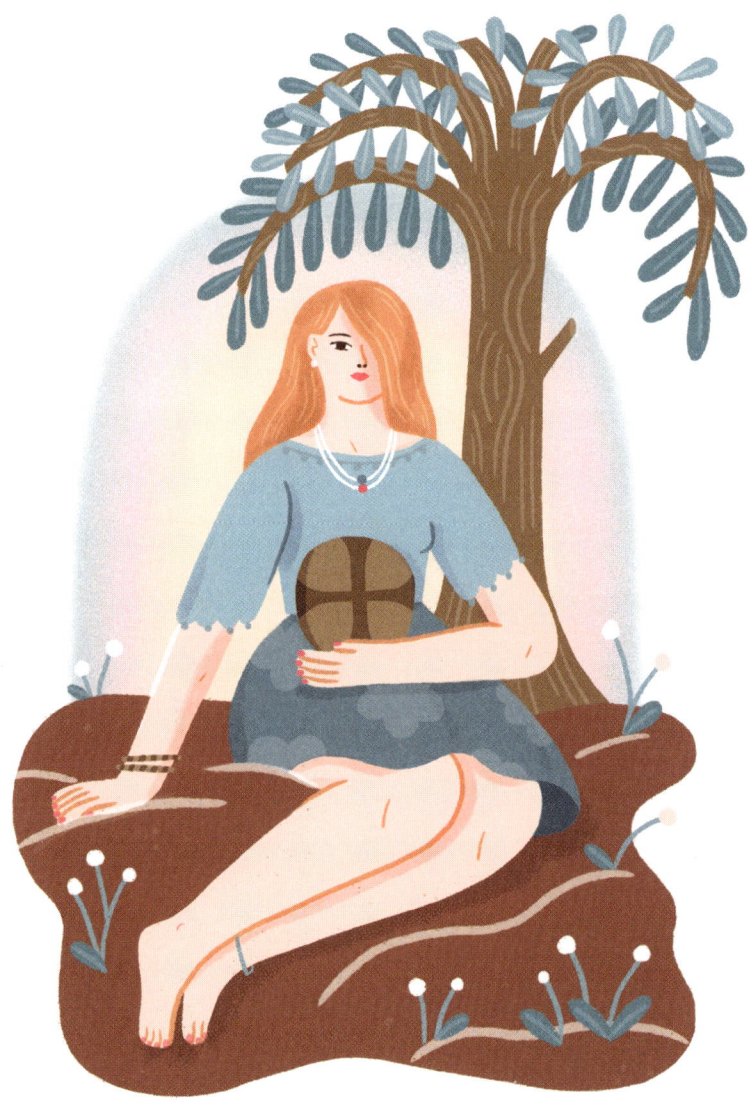

VERSTEINERTES HOLZ
(FOSSILES HOLZ)

- **Mineralfamilie:** Fossilien
- **Gewinnungsgebiete:** USA, Balkangebiete
- **Farbe:** braun
- **Planet:** Merkur
- **Tierkreiszeichen:** Jungfrau
- **Chakra:** zweites
- **Hauptzweck:** Stabilität
- **Musiknote:** D
- **Betroffene Körperteile:** Knochen, Gelenke, Zysten
- **Schlagwort:** „Verschmelzt!"

Versteinertes Holz als Stein zu bezeichnen, ist nicht wirklich akkurat – technisch ist es ein Fossil. Im Laufe der Zeit knickten Bäume durch natürliche Ereignisse wie Vulkanausbrüche ab und versanken unter die Erde. Da kein Sauerstoff zu ihnen drang, zersetzte sich die Pflanze nicht, stattdessen setzten sich zum Beispiel Quarze hinein, die die Pflanzenstruktur optisch bewahrten, aber chemisch völlig veränderten.

Die erste wichtige Eigenschaft des versteinerten Holzes ist das Wurzeln in Erdbestandteilen, die nicht unbedingt tragend sind, die unfähig sind, den Herausforderungen des Lebens zu begegnen, vielleicht sogar jeden Tag. Es gibt eine Reihe von Wurzelsteinen, dieser ist der mächtigste.

Versteinertes Holz verhilft uns zu exakt der Energie, die wir brauchen, um die außergewöhnlichsten Aufgaben zu meistern.

Interessant ist, dass die Paarung mit Azurit die Rückschau auf alte Leben beeinflusst. Gemeinsam lüften diese beiden Steine den Schleier, der uns in unserem jetzigen Leben davon abhält, auf unsere früheren zu sehen. Aber mit den Steinen haben wir die Möglichkeit, herauszufinden, welche Eigenschaften wir geerbt haben könnten oder was hinter unseren Einstellungen, Ängsten und Traumata steht, die jenseits aller Logik Teil von uns sind.

Der Stein lockert Knochen und Gelenke derer, die übermäßig vernünftig und anfällig für geistige und physische Starrheit sind.

Forschung und Experimente speziell bezüglich Zysten wurden bereits durchgeführt. Dabei brachte die Verwendung von versteinertem Holz eine deutliche Beschleunigung bei der Rückbildung des Problems.

INTERESSANTES DETAIL: Dies ist ein sehr starker Stein, der besser nicht bei körperlich schwachen Menschen eingesetzt werden sollte, deren Einstellung zum Erden schwach ist, denn der Stein könnte sie in erhebliche Unruhe versetzen.

FUNFACT: Über die Erde verteilt gibt es an vielen Orten sogar ganze versteinerte Wälder zu sehen.

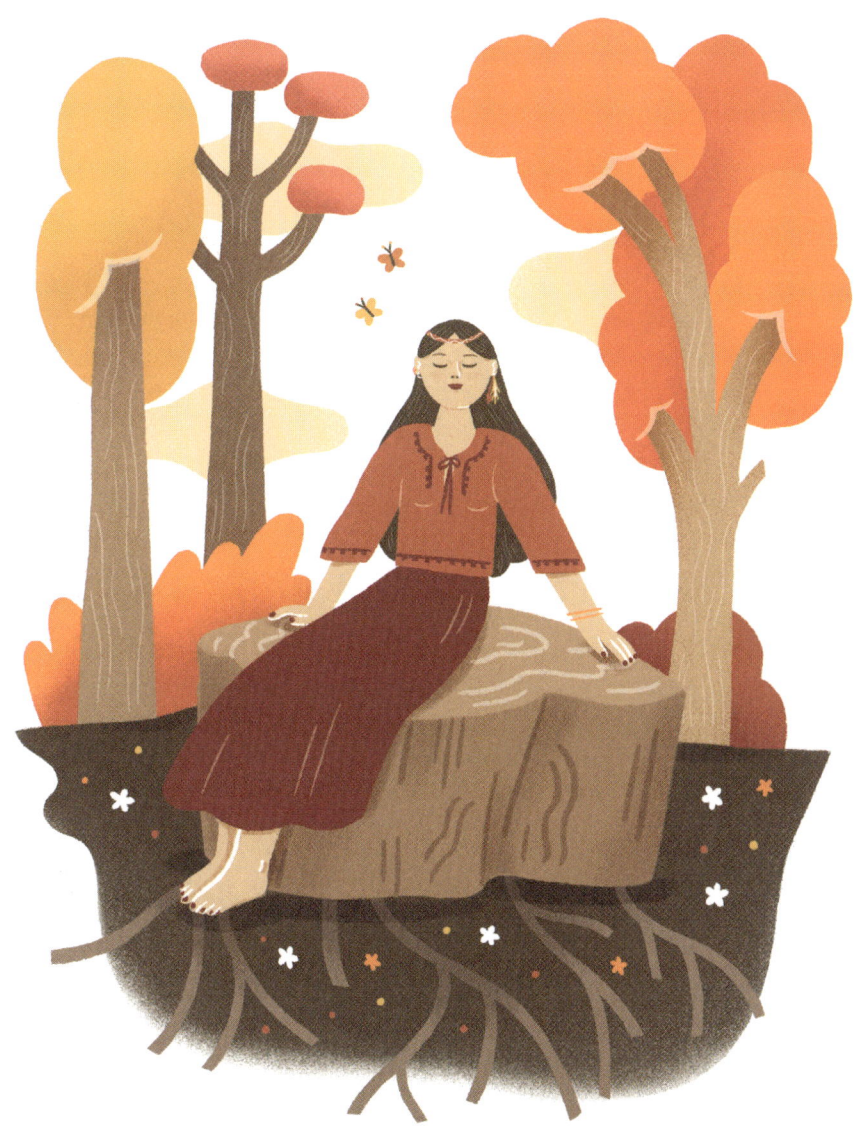

PYRIT

- **Mineralfamilie:** Eisensulfide
- **Gewinnungsgebiete:** Peru, Italien, USA
- **Farbe:** gelb
- **Planet:** Merkur
- **Tierkreiszeichen:** Zwillinge

- **Chakra:** drittes
- **Hauptzweck:** Ängste offenbaren
- **Musiknote:** F
- **Betroffene Körperteile:** Knochen, Gelenke
- **Schlagwort:** „Ich verstehe!"

Pyrit ist vermutlich der Stein, der von Kindern und Erwachsenen am häufigsten gewählt wird. Sie mögen ihn wegen seiner Farbe, die Gold ähnelt, wegen des Lichts, das von ihm ausstrahlt, aber ganz besonders wählen sie ihn, weil er die Ursache dafür freilegt, warum sie sich unwohl fühlen und die sie nicht verstehen – dieses Unbehagen, das uns in Lauerstellung warten lässt, dass etwas geschieht.

Wenn Sie Pyrit tragen, erhalten Sie die Antwort darauf unvermutet als Gedankenblitz, als Ereignis oder durch eine Begegnung. Kurz gesagt: Das Leben selbst vermittelt die Antwort, die sie vor Erleichterung seufzen lässt: „Jetzt verstehe ich!"

Durch Pyrit erkennen wir den Grund, sachlich, ohne emotionale Verflechtung.

Und er hilft dabei, die Körperflüssigkeiten, die die Gefühle bewegen, loszuwerden. Er verstärkt das Element Feuer, damit wir reaktionsfreudiger werden.

Auf körperlichem Niveau hilft Pyrit uns, die tiefere Botschaft eines Symptoms, von etwas Psychosomatischem zu verstehen. Wenn wir die erst begriffen und dementsprechend gehandelt haben, wird das Problem gestoppt und manchmal rückgängig gemacht.

INTERESSANTES DETAIL: Pyrit ist ein sehr starker Stein und nicht für Menschen mit schwacher Physis geeignet, die meist schlecht geerdet sind und die er zu sehr aufwühlen könnte.

FUNFACT: Der Begriff Pyrit stammt von dem griechischen Wort *pyr* für „Feuer". Seit der Antike ist bekannt, dass der Stein Funken schlägt, wenn er mit einem anderen Pyrit oder Metall zusammengestoßen wird. Und so kam er zu seinem Namen Feuerstein oder Flint.

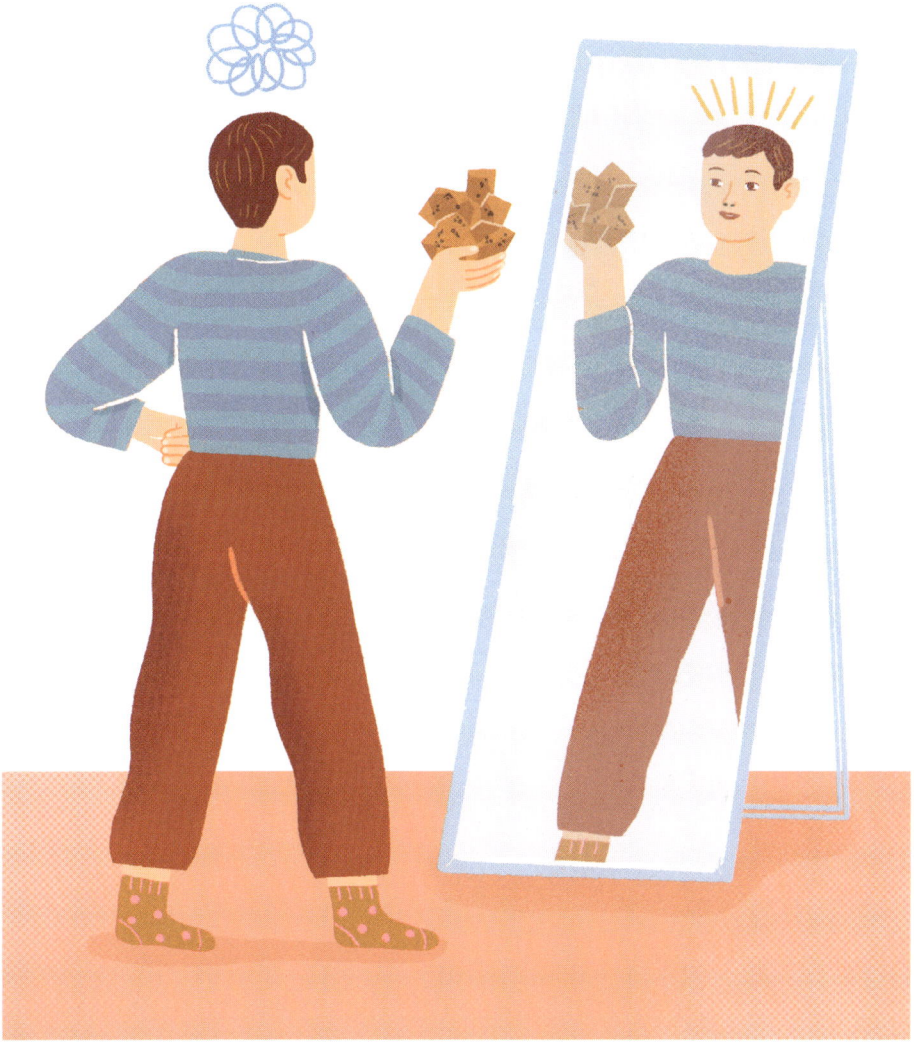

TIGERAUGE

- **Mineralfamilie:** Quarz
- **Gewinnungsgebiet:** Südafrika
- **Farbe:** gelb
- **Planet:** Merkur
- **Tierkreiszeichen:** Zwillinge
- **Chakra:** drittes

- **Hauptzweck:** Perfektionismus
- **Musiknote:** E
- **Betroffener Körperteil:** Unterer Bauch
- **Schlagwort:** „Ich erkenne das Detail!"

Beim Gedanken an Tigerauge fallen einem sofort die goldenen Reflektionen der Steine ein. Dies ist ein sehr starker Quarz, der unseren Fokus auf die Details einer Situation richtet. Es ist daher äußerst empfehlenswert, ihn dann einzusetzen, wenn große Aufmerksamkeit angebracht ist und ein Detail den Unterschied ausmachen kann.

Er steigert das Selbstwertgefühl und das Vertrauen in sich selbst. Und damit kehrt die Freude ein und mit ihr die Leichtigkeit und der Mut, sich Situationen zu stellen, vor denen wir sonst zurückschrecken.

Tigerauge ist ein interessanter Schutzstein, der die physische Seite komplett anspricht und vor überraschenden Ereignissen schützt. Das Zwerchfell steigert seine Beweglichkeit, dadurch können die Lungen mehr Luft und auch mehr Sauerstoff aufnehmen. Die Funktionen von Leber und Bauchspeicheldrüse werden durch das Tigerauge verbessert.

INTERESSANTES DETAIL: Die Reflektionen des Tigerauges bewirken einen Effekt, der „Chatoyance" genannt wird und auch für Falken- und Ochsenauge typisch ist.

FUNFACT: Die alten Römer schützten sich mit Tigerauge vor Verwundungen im Kampf. Im Mittelalter sollte er Zaubersprüche und Dämonen abwehren.

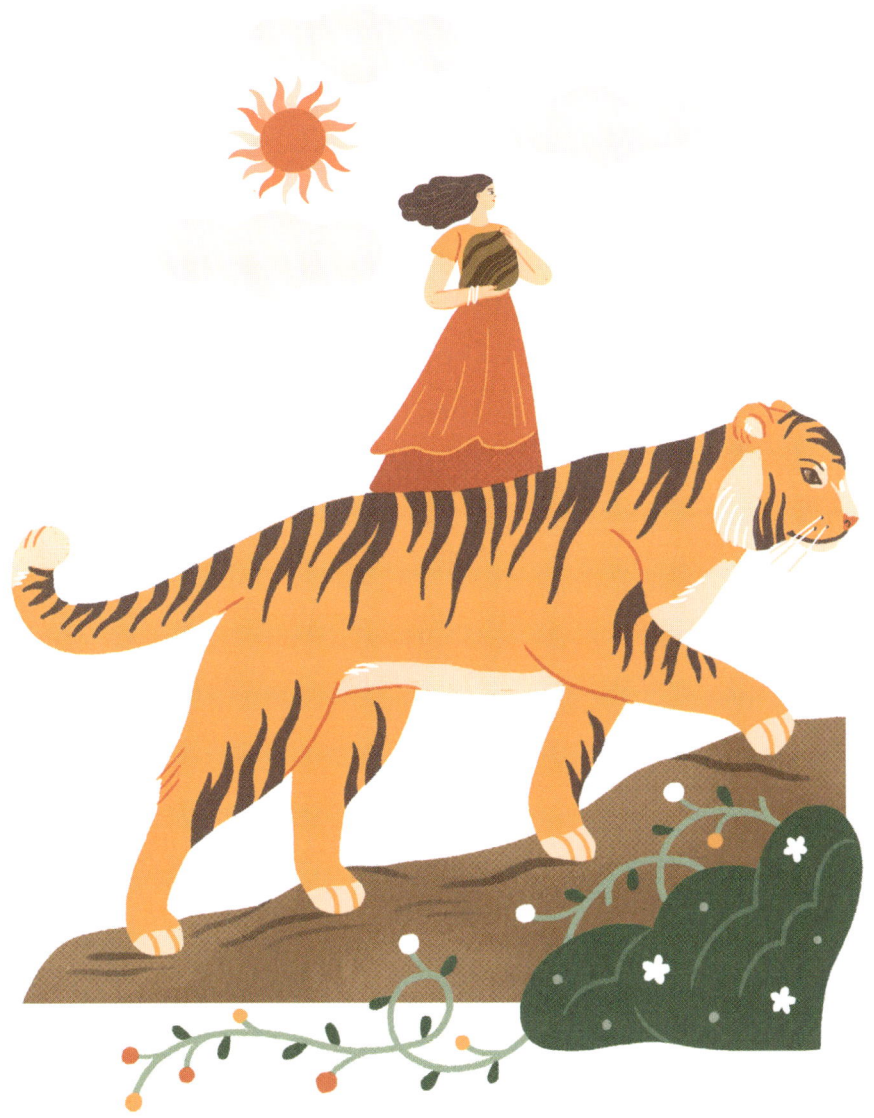

GELBER CALCIT UND HONIGCALCIT

- **Mineralfamilie:** Kalziumkarbonate
- **Gewinnungsgebiete:** weltweit mehrere, besonders in Mexiko
- **Farbe:** gelb
- **Planet:** Merkur
- **Tierkreiszeichen:** Löwe
- **Chakra:** drittes

- **Hauptzweck:** Besänftigung
- **Musiknote:** E
- **Betroffene Körperteile:** Zwerchfell und Magen, Knochen, Bindegewebe
- **Schlagwort:** „Ich leuchte wieder!"

Beim Gedanken an den gelben Calcit wird unsere Aufmerksamkeit sofort auf eins der größten Probleme des 20. Jahrhunderts gezogen: Angst. Genau hier, im dritten Energiezentrum, fühlen wir Angst, die mit einer Angst vor der Zukunft einhergeht. Der Calcit im Speziellen besänftigt den Geist, der uns die Angst beschert, und er spendet die Klarheit und Ruhe, die wir brauchen, um handeln zu können, damit die Angst uns nicht auffrisst.

Calcit wirkt hervorragend bei Verletzungen und dem Verfall der Aura, der bei Operationen oder verbalen Streitigkeiten einsetzt.

Die Verwirrung nimmt ab, wir können eine schnelle Lösung für Probleme finden.

Spannungen im physischen, mentalen und spirituellen Körper verringern sich und der Schlaf wird wieder erholsamer.

Die „Honig"- oder Bernsteinvariante ist transparenter und glänzender. Er ist der Stein des großen Egos, der uns dabei unterstützt, wichtige Pfade zu betreten und uns zum Abschluss von Projekten drängt, die wir bis vor Kurzem noch als nicht umsetzbar angesehen haben.

Die Honigfarbe strahlt Licht und Wärme aus, sie verleiht uns die Kraft, aktiv zu werden. Der Stein wirkt auf Verdauungssäfte und verhindert Refluxbeschwerden. Er entspannt das Zwerchfell. Für die Knochenstruktur allgemein und für das Bindegewebe leistet er wichtige Arbeit.

INTERESSANTES DETAIL: Das Zwerchfell wird symbolisch das Organ von Licht und Tod genannt, weil die Lunge mithilfe des Zwerchfells Luft aufnehmen kann. Bernstein-Calcit sorgt dafür, dass es diese Aufgabe gut erledigt.

FUNFACT: Eine sehr helle, gelbe Variante des Calcits gibt es in Italien.

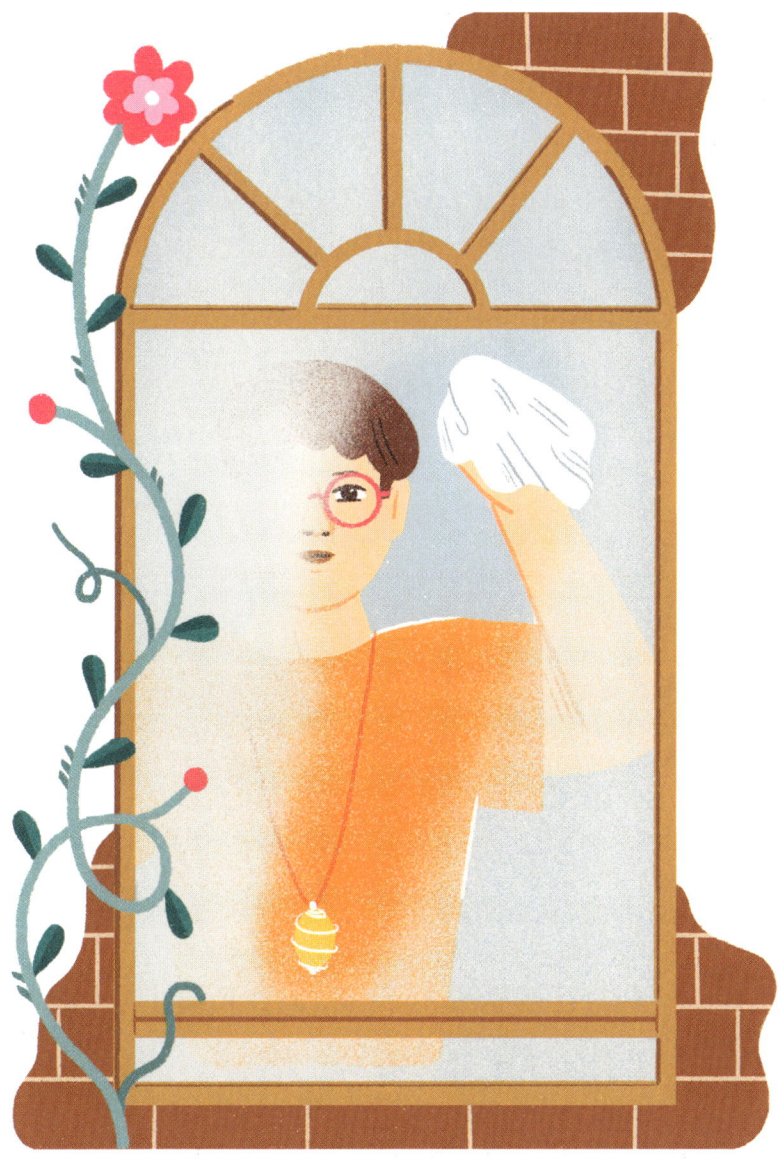

GELBER FLUORIT

- **Mineralfamilie:** Halite
- **Gewinnungsgebiete:** Argentinien
- **Farbe:** gelb
- **Planet:** Merkur
- **Tierkreiszeichen:** Zwillinge
- **Chakra:** drittes

- **Hauptzweck:** Gleichgewicht
- **Musiknote:** E
- **Betroffene Körperteile:** Leber und Darm
- **Schlagwort:** „Ich fühle!"

Gelber Fluorit ist, wie die gesamte Familie der unterschiedlich gefärbten Fluorite, von Grün- oder Braunschattierungen durchzogen. Gegen das Licht gehalten wirkt es, als ob das Gelbe, das für den geistigen Aspekt steht, vom Grün als Farbe des Herzchakras durchbohrt wird.

Der Stein ist sehr nützlich für diejenigen, die alltägliche Ereignisse auf kalte und rationale Weise analysieren. Er verleiht ihnen mehr Emotionalität beim Zuhören, so dass ein kühler Geist, der vor ungewöhnlich starken Ereignissen schützen soll, dem Herzen etwas nachgibt.

Es liegt in der Natur des Herzens, Eis zum Schmelzen zu bringen. Es erzeugt die benötigte Wärme für das Ausleben der emotionalen Seite und die Gefühle zum zweiten Chakra geleitet werden, das sie verdaut, sie verstoffwechselt und das, was wir nicht mehr brauchen, eliminiert.

Gelber Fluorit ist besonders geeignet für Menschen, die das Leben logisch angehen und fast ausschließlich die linke Gehirnhälfte benutzen, ohne zu bedenken, dass es vielleicht eine kreativere und einladendere Art ist, durch Einbeziehung der rechten Gehirnhälfte fantasievollere, aber auch funktionellere Lösungen zu finden.

Wer in Kontakt mit seiner femininen Seite, die empfangend und sensibel ist, treten will, sollte auf diesen Stein zurückgreifen, denn manchmal geht sie in der bestimmenden und linearen männlichen Seite unter.

Gelber Calcit unterstützt die Leber, damit sie in ihrer Art, Entscheidungen zu treffen, kreativer wird.

In Momenten ausgeprägter Langsamkeit profitiert der Darm von ihm.

Knochen und Zähne werden durch das Fluor im Stein stärker.

INTERESSANTES DETAIL: Der gelbe Calcit hilft uns bei Lernprozessen und stellt ein Gleichgewicht zwischen mentaler und emotionaler Seite her.

FUNFACT: Fluorit gibt es in einer großen Farbpalette: gelb, rosa, grün, blau, violett und weiß.

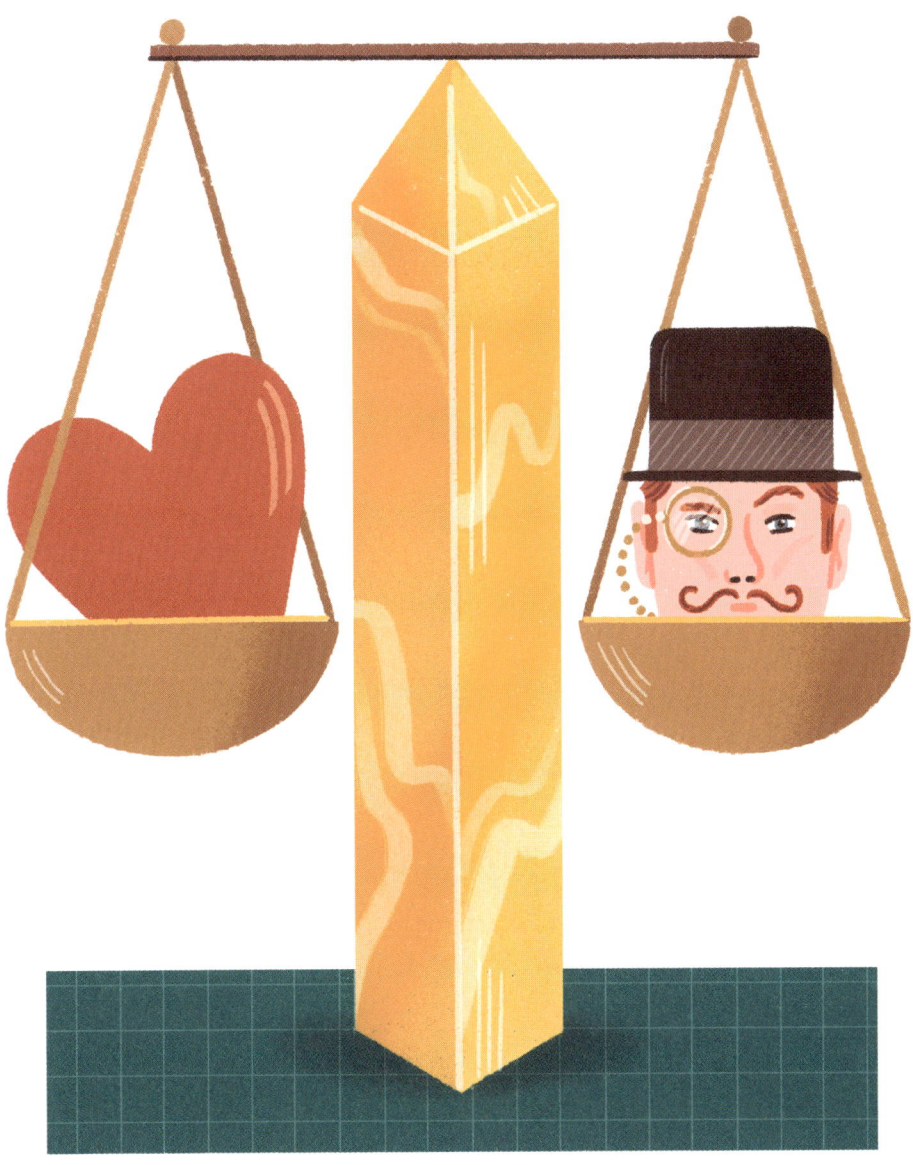

GRÜNER AVENTURIN

- **Mineralfamilie:** Chalcedone
- **Gewinnungsgebiete:** Brasilien, Russland, China, Indien
- **Farbe:** grün
- **Planet:** Venus
- **Tierkreiszeichen:** Stier

- **Chakra:** viertes
- **Hauptzweck:** Reinigung
- **Musiknote:** F
- **Betroffene Körperteile:** Herz, Arterien
- **Schlagwort:** „Frei!"

Grüner Aventurin hat seinen Namen aufgrund der grünen Glimmerstückchen in ihm bekommen, die ihn schimmern lassen.

Er hilft auf wunderbare Weise, wenn es am physischen Herzen Fettablagerungen gibt oder Atherome, die den Blutfluss durch das Herz erschweren und es beschädigen. Die Fettablagerungen lassen sich mit Gefühlen vergleichen, die wir nicht durch das Herzchakra auflösen lassen können oder wollen, damit sie verarbeitet werden können.

Grüner Aventurin lässt Gefühle schmelzen und uns alte Verhaltensmuster verabschieden, die wir nicht länger brauchen.

Als grüner Stein fördert er allgemein die Verarbeitung von Emotionen und ermöglicht damit die ordnungsgemäße Funktion des Herzchakras. Dieser Quarz lenkt unseren Fokus darauf, dass das Herz das Zentrum von allem ist und dass die Liebe alle Ängste und Probleme zum Schmelzen bringt. Er erinnert uns daran, dass unser Verhalten anderen gegenüber früher oder später Folgen für uns hat.

Er wirkt Entzündungen entgegen und ist ein ausgezeichnetes Stärkungsmittel für den Körper.

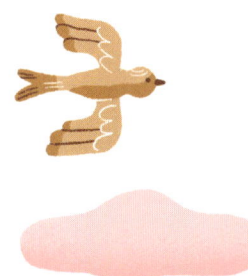

INTERESSANTES DETAIL: Die Reflektionen, die die Glimmerstückchen im Aventurin verursachen, verliehen ihm seine „Aventureszenz", verursacht durch die goldenen Blitze. Früher hieß es, dass der Glimmer durch einen abenteuerlichen Zufall (oder „aventura" im Stein vorkam.

FUNFACT: Aventurin hat mehrere Farbvarianten, es gibt grünen, roten, braunen und gelben. Auch Sonnenstein gehört zur Aventurin-Familie.

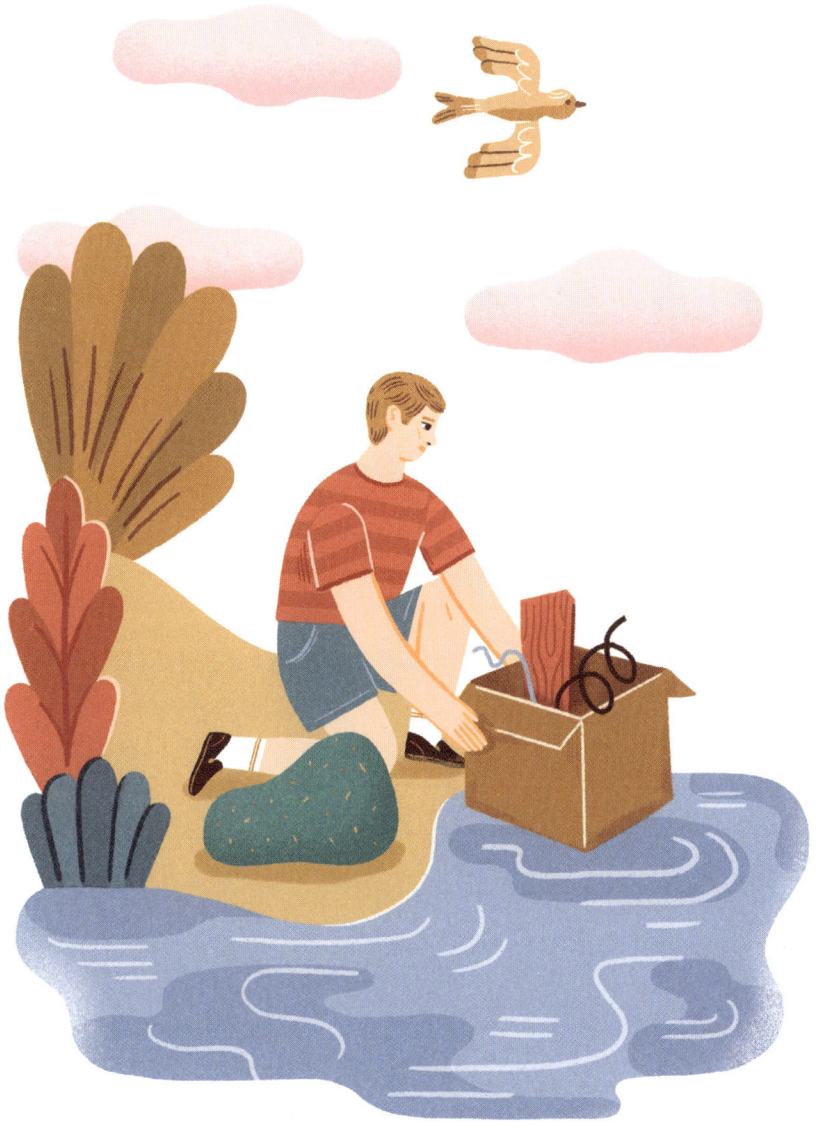

MALACHIT

- **Mineralfamilie:** Karbonate
- **Gewinnungsgebiete:** Afrika
- **Farbe:** grün
- **Planet:** Venus
- **Tierkreiszeichen:** Stier

- **Chakra:** viertes
- **Hauptzweck:** antientzündlich
- **Musiknote:** F
- **Betroffener Körperteil:** Leber
- **Schlagwort:** „Schönheit!"

Der Malachit steht mit der Weiblichkeit in Verbindung. Seine runden und harmonischen Formen stehen für Schönheit und Sinnlichkeit. Und tatsächlich harmonisiert er die feminine Seite und stärkt sie. Seine Wirkung ist vielfältig.

Er hilft bei der Verarbeitung von Gefühlen, unterstützt beim Überwinden von Traumata, speziell sexuellen, die in jungen Jahren erfahren.

Er macht auf eine der Haupteigenschaften des femininen Prinzips aufmerksam: Empfangen. Er fördert die körperliche Entspannung, besonders bei Wut. Er wirkt stark antientzündlich und fördert die Absorbierung von Entzündungen durch den Körper. Dank seines hohen Kupfergehalts kämpft er gegen Regelschmerzen und reguliert den Menstruationszyklus. Auch unterstützt er die Verflüssigung der Galle, die von der Leber zur Gallenblase fließt.

Über die Macht des Malachits gibt es viele Ansichten: Das spanische Akronym *quita-el-mal* etwa bedeutet, dass der Malachit ein starker Beschützer gegen negative Energien ist.

Zweifellos ist er ein höchst aufnahmebereiter Stein, der häufiger als andere gereinigt werden muss, damit er die tieffrequente Energie, die er absorbiert, nicht abgibt. Vorsicht bei direkter Berührung mit der Haut, Malachit kann, besonders im Sommer, eine toxische, kupfergrüne Substanz abgeben, die die Haut verfärbt.

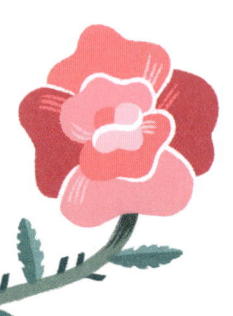

INTERESSANTES DETAIL: In alten Zeiten wurden Malachite von Künstlern pulverisiert, um die Farbe Grün zu erhalten.

FUNFACT: Er gibt als Stein der Hebammen, weil er die Kontraktionen während der Geburt stimuliert.

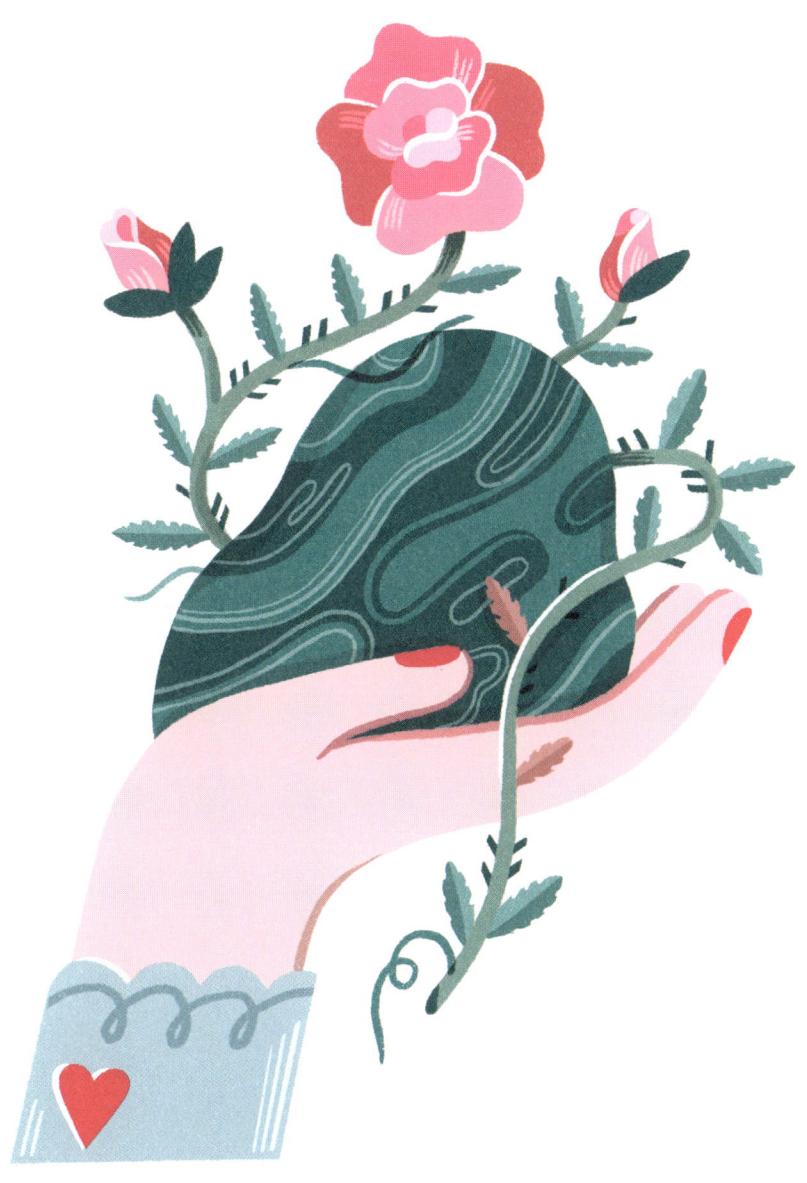

RHODOCHROSIT

- **Mineralfamilie:** Karbonate
- **Gewinnungsgebiete:** Afrika, China
- **Farbe:** Rosa
- **Planet:** Venus
- **Tierkreiszeichen:** Waage
- **Chakra:** viertes

- **Hauptzweck:** Loslassen
- **Musiknote:** F
- **Betroffene Körperteile:** Herz, Gewebe
- **Schlagwort:** „Platz für Neues!"

Der Umgang mit Rhodochrosit ist nicht ganz einfach. Er ist eine Hilfe, wenn die Emotionen im Herzchakra stillstehen und losgelassen werden müssen.

Rhodochrosit ist ein starker Stein, der uns zwingt, unsere Gefühle um jeden Preis gehen zu lassen, auf Biegen und Brechen.

Rhodochrosit treibt uns aus unserer Komfortzone hinaus, damit neue Emotionen entstehen, die gefühlt und gelebt werden können. Er führt zu Konfrontationen, damit unsere Wahrheit und Liebe zum Vorschein kommen. Das geschieht auf kraftvolle Weise, ungeachtet, wer gerade vor uns steht. Rhodochrosit fordert uns auf, uns selbst zu lieben, anstatt uns ständig an die Menschen um uns herum anzupassen. Er lässt nicht locker, bis wir diese Lektion gelernt haben.

Er drängt uns dazu, die Schönheit des Lebens tiefgründig zu begreifen und in unseren spirituelleren Teil einzutauchen.

Rhodochrosit kümmert sich um Zellregeneration. Er macht den Herzbeutel, der bindegewebige Sack, der das Herz umgibt, weich und verschafft ihm so Erholung.

Er heilt Haut und Lunge, speziell die Schleimhäute der Bronchien, und hilft dem Knochenmark, sich zu regenerieren.

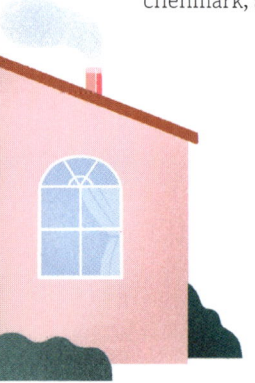

INTERESSANTES DETAIL: Der Name Rhodochrosit leitet sich von zwei griechischen Wörtern ab: *rhodon*, das bedeutet rosa, und *chromos*, die Farbe. Er ist der Nationalstein der Argentinier, wo auch die schönsten Steine vorkommen.

FUNFACT: Er gilt als Stein der Inkas. Eine Legende aus den Anden besagt, dass in der Mitte eines peruanisches Berges ein riesiges Herz aus Rhodochrosit steckt.

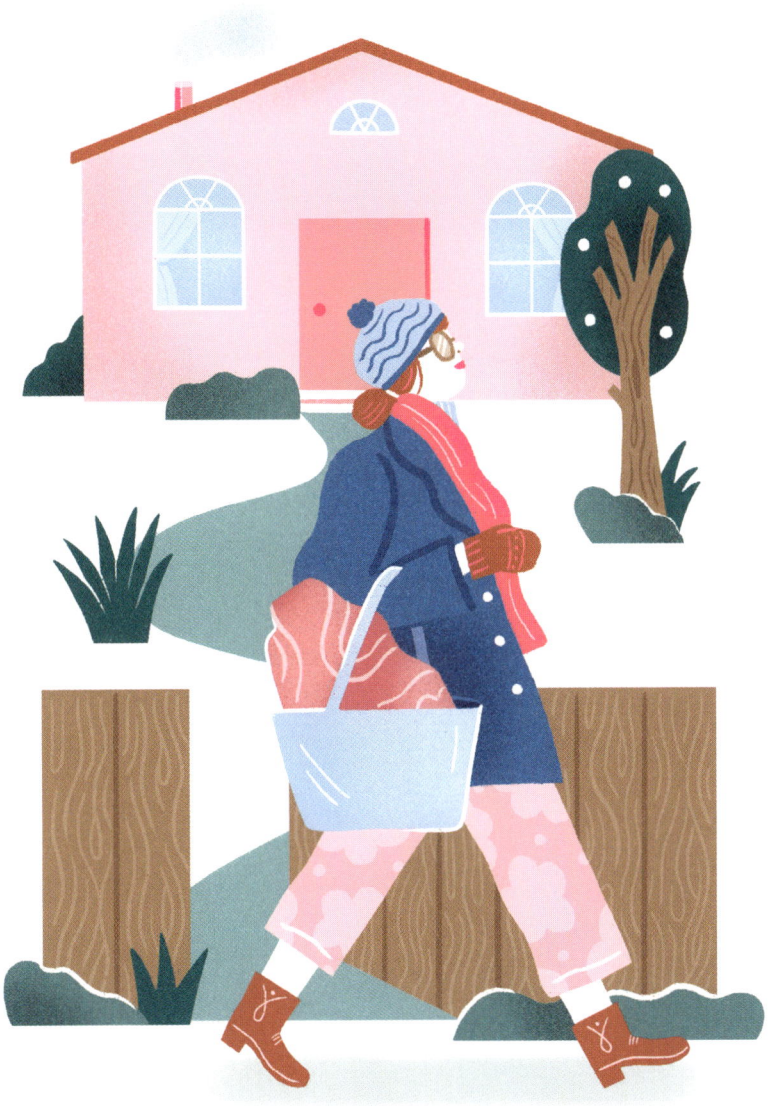

LEPIDOLITH
(ROSA GLIMMER)

- **Mineralfamilie:** Trioktaedrale Glimmer
- **Gewinnungsgebiete:** USA, Russland
- **Farbe:** rosa-violett
- **Planet:** Venus
- **Tierkreiszeichen:** Waage

- **Chakra:** viertes, sechstes
- **Hauptzweck:** Beruhigung
- **Musiknote:** F
- **Betroffene Körperteile:** Herz, Gewebe, Nervensystem
- **Schlagwort:** „Ruh dich aus!"

Rosa Glimmer ist faszinierend. Er besteht aus vielen Schichten, die man mit ein bisschen Glück sogar voneinander lösen kann. Wenn Sie das schaffen, werden Sie feststellen, dass er äußerst leicht ist und häufig halb-transparent.

Er hat zwei Haupteinsatzgebiete: das Herz und das Gehirn, von dem aus er das gesamte Nervensystem erreichen kann.

Besonders dem Herzen tut er gut, wenn ein unregelmäßiger Herzschlag anzeigt, dass das vierte Chakra sich abmüht, meist, um Gefühle zu verarbeiten, die nur schwer zu verstofflichen sind. Das Herz versucht, diese schwierigen Gefühle mit den zusätzlichen Schlägen aufzulösen. Natürlich bezieht sich dies nur auf gelegentlich auftretende Situationen, die auf emotionale Störungen zurückgehen.

Der Stein schafft es, das gesamte Nervensystem zu beruhigen, damit Sie weiterhin in Verbindung mit Ihrer Intuition bleiben können, die mit ihm ihr größtes Potenzial ausschöpft.

Das Nervensystem zieht Nutzen aus dem Stein, wenn psychiatrische Störungen vorliegen, für die die Einnahme von Stimmungsstabilisatoren und Lithium nötig sind. Wenn die Stabilität nicht chronisch wankt, kann Lepidolith stimmungsausgleichend wirken.

Er beruhigt das Gemüt und sorgt bei Schlafstörungen für nächtliche Erholung.

INTERESSANTES DETAIL: Der Name Lepidolith stammt von den griechischen Wörtern *lepidos* and *lythos* ab, die übersetzt „Schuppen" und „Stein" bedeuten.

FUNFACT: Lithium, das leichteste Metall der Welt, wird für aufladbare Batterien, Mobiltelefone, verschiedene Haushaltsgeräte wie Mikrowellenöfen und Luftfahrtkomponenten verwendet.

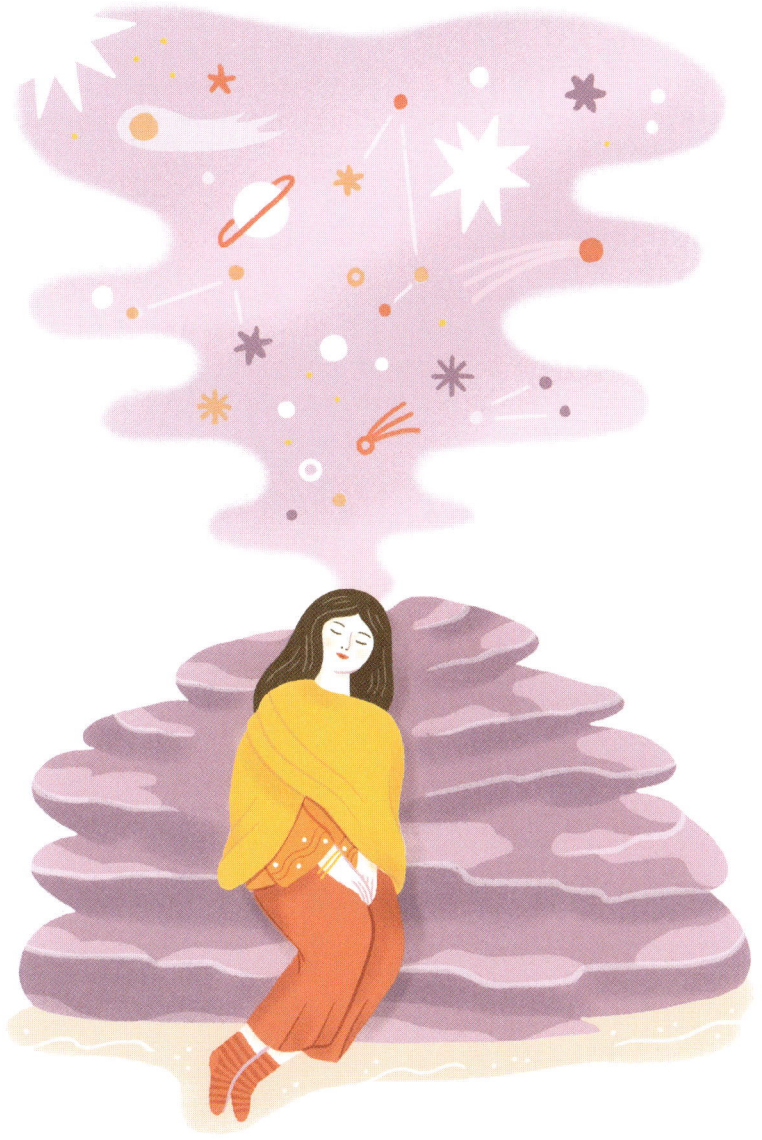

LAPISLAZULI

- **Mineralfamilie:** Cancrinit-Sodalithe
- **Gewinnungsgebiete:** Afghanistan, Chile
- **Farbe:** blau
- **Planet:** Jupiter
- **Tierkreiszeichen:** Schütze

- **Chakra:** fünftes
- **Hauptzweck:** Kommunikation
- **Musiknote:** G
- **Betroffene Körperteile:** Kehle, Lunge, Schilddrüse
- **Schlagwort:** „Kommuniziere in die Tiefe!"

„Lapislazuli" nur auszusprechen versetzt einen schon ins alte Mesopotamien, wo der Handel mit diesem Stein florierte. Mit seiner intensiven Blaufärbung, in der goldene Sprenkel aufblitzen, erinnert er uns an den Sternenhimmel.

Sein Wirkungsschwerpunkt ist die Kommunikation. Er verbindet uns mit tiefen Gefühlen, drängt uns dazu, sie durch unseren am weitesten entwickelten Teil zu schicken.

Er entspannt die Lunge, das Organ, das symbolisch die Freiheit repräsentiert. Lapislazuli drückt sich über die Redefreiheit, aber auch über körperliche Bewegung aus. Er wird nicht zufällig mit dem Tierkreiszeichen Schütze, dem großen Reisenden, assoziiert.

Er fördert die Kreativität, speziell die manuelle. Er ermutigt zu Forschungsarbeiten und stärkt das Vertrauen in die eigene Intuition.

Lapislazuli drängt uns dazu, nach unseren verschwendeten Gaben zu suchen. Und er möchte, dass wir zu unseren tiefsten Sehnsüchten stehen.

Durch ihn schauen wir der Wahrheit ins Gesicht und verstecken uns nicht länger vor ihr. Dadurch können wir unser wahres Wesen offenbaren.

Auf körperlicher Basis stärkt er die Stimmbänder. Er mildert Erkältungen der oberen Atemwege und stärkt die Funktion der Schilddrüse.

INTERESSANTES DETAIL: Lapislazuli wurde bereits vor langer Zeit von Sumerern und Ägyptern zu starken Schutzamuletten verarbeitet.

FUNFACT: Die alten Ägypter fertigten Schmuck an, der den Verstorbenen als Grabbeigabe mitgegeben wurde, um sie auf der Reise ins Jenseits zu beschützen.

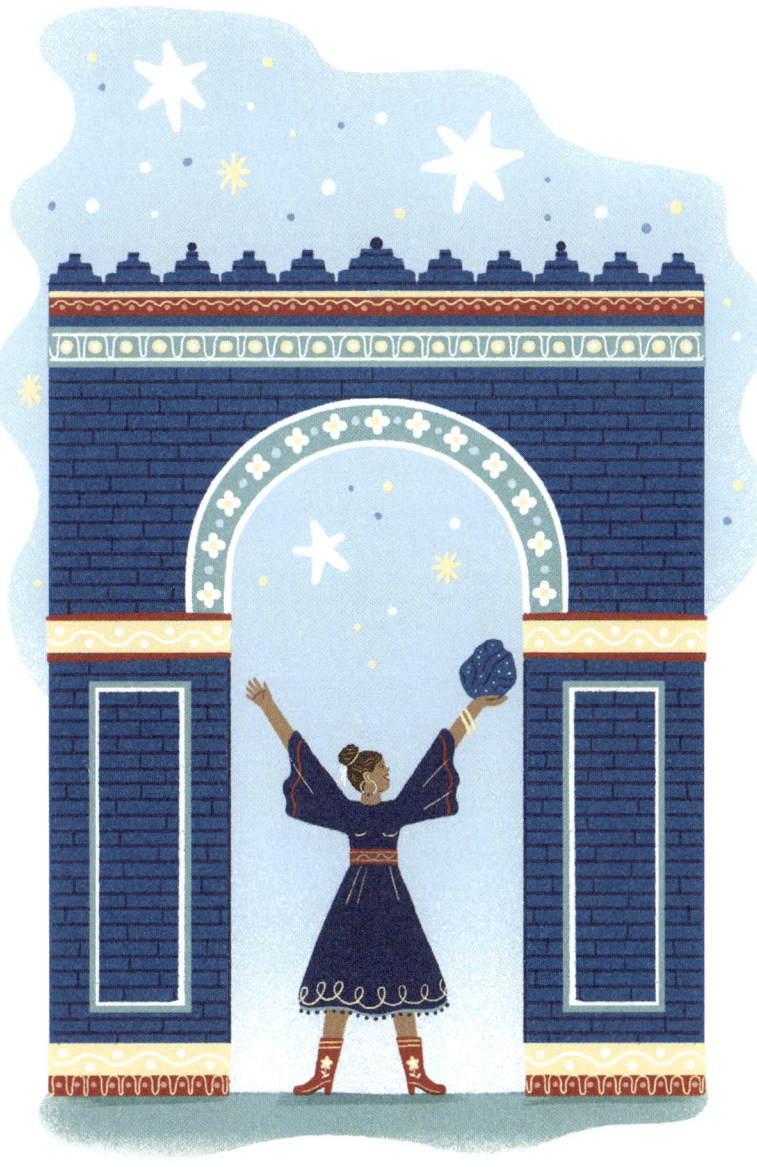

AQUAMARIN

- **Mineralfamilie:** Berryl
- **Gewinnungsgebiete:** Brasilien, Afrika, Russland
- **Farbe:** hellblau
- **Planet:** Neptun
- **Tierkreiszeichen:** Fische

- **Chakra:** fünftes
- **Hauptzweck:** Weitsicht
- **Musiknote:** G
- **Betroffene Körperteile:** Lungen, Kurzsichtigkeit
- **Schlagwort:** „Alles ist klarer!"

Aquamarin ist für seine intensive Farbe bekannt, typisch für das Element Wasser. Der Stein verursacht eine Klarheit der Sicht, auf uns und die äußere Welt.

Er regt unsere empfindsame Seite an, die wiederum das sechste Chakra, das dritte Auge, stimuliert.

Er ermutigt uns, den durch negative Erfahrungen verlorenen Enthusiasmus zurückzugewinnen und die Freude daran, hoch zu fliegen, um die Welt in uns und um uns zu erkunden. Damit wir Hindernisse überwinden können, regt der Stein evolutionäre und komplexe Bewegung an, so dass sich das Problem manifestiert und verarbeitbar ist.

Die Lunge kann sich durch seinen Einfluss weiter ausdehnen, Brust oder Herz sind dadurch weniger beengt oder schwer.

Aquamarin hilft bei Kurzsichtigkeit.

Und er erleichtert die Auswirkung von Allergien, die die Bronchien und die Lunge belasten, besonders während ausgeprägter Pollenflugzeiten.

INTERESSANTES DETAIL: Aquamarin wird häufig gefälscht, besonders für Schmuckstücke. Steine mit einem intensivem, aber kalten Blau sind häufig das Ergebnis einer Wärmebehandlung, das bedeutet, dass sie bei etwa 450 °C erhitzt wurden, um ihre Farbe zu verstärken.

FUNFACT: Vor einigen Jahren habe ich während der Pollensaison eine große Tasche mit Aquamarinen neben meine Brust gelegt, ohne mir etwas dabei zu denken und konnte nach einigen Minuten so tief atmen wie tagelang vorher nicht mehr.

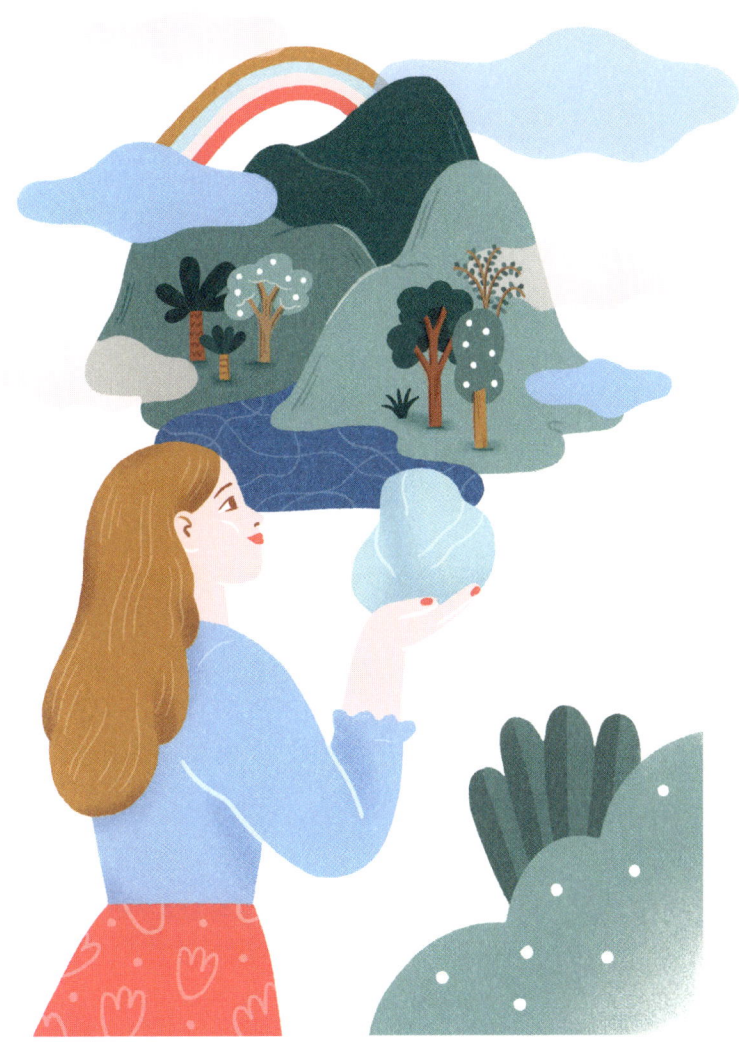

BLAUER CHALCEDON

- **Mineralfamilie:** Quarz
- **Gewinnungsgebiete:** Türkei, Brasilien, Indien
- **Farbe:** blau
- **Planet:** Jupiter
- **Tierkreiszeichen:** Schütze

- **Chakra:** fünftes
- **Hauptzweck:** Verstehen
- **Musiknote:** G
- **Betroffene Körperteile:** Kehle, Lunge
- **Schlagwort:** „Lass los!"

Der Blick auf einen transparenten blauen Chalcedon ist wie den Kopf unter Wasser zu stecken und die Tiefen des Wassers mit seinen wabernden Konturen zu bewundern.

Diese Variante des Quarzes vermittelt perfekt das Fließen des Wassers. Das gilt besonders, wenn wir in Kontakt mit unseren Gefühlen treten müssen, damit die Tränen fließen können, die wir so lange zurückgehalten haben und durch die unseren emotionalen Druck erleichtern, der sonst Schaden in unserem Körper anrichten könnte.

Die Qualität unserer Kommunikation nimmt zu, wir finden die richtige Sprache für die, die uns hören.

Auch das Zuhören verbessert sich, wir können die Nuancen, die uns sonst entgehen, erfassen.

Die Lunge findet in ihrer inneren und äußeren Freiheit durch ihn zur richtigen Ausdehnung.

Der blaue Chalcedon leitet hervorragend Körperflüssigkeiten ab, speziell in den unteren Extremitäten. Er aktiviert das Lymphsystem, das die Abfallprodukte des physischen Körpers entsorgt, speziell die emotionalen.

Kehle und obere Atemwege erfahren merklich Unterstützung bei der Heilung von Krankheiten.

INTERESSANTES DETAIL: Der „gebänderte" Chalcedon besitzt eine Kristallbildung, die an Wellenbewegungen erinnert. Er ist am besten geeignet für diejenigen, die Verbindung zu ihren vergrabenen Emotionen aufnehmen möchten.

FUNFACT: Der Name stammt von dem Hafen von Chalkedon in Bithynien, ein Teil des alten römischen Reiches, der heute zur Türkei gehört. Dort werden auch noch immer die schönsten Chalcedone abgebaut.

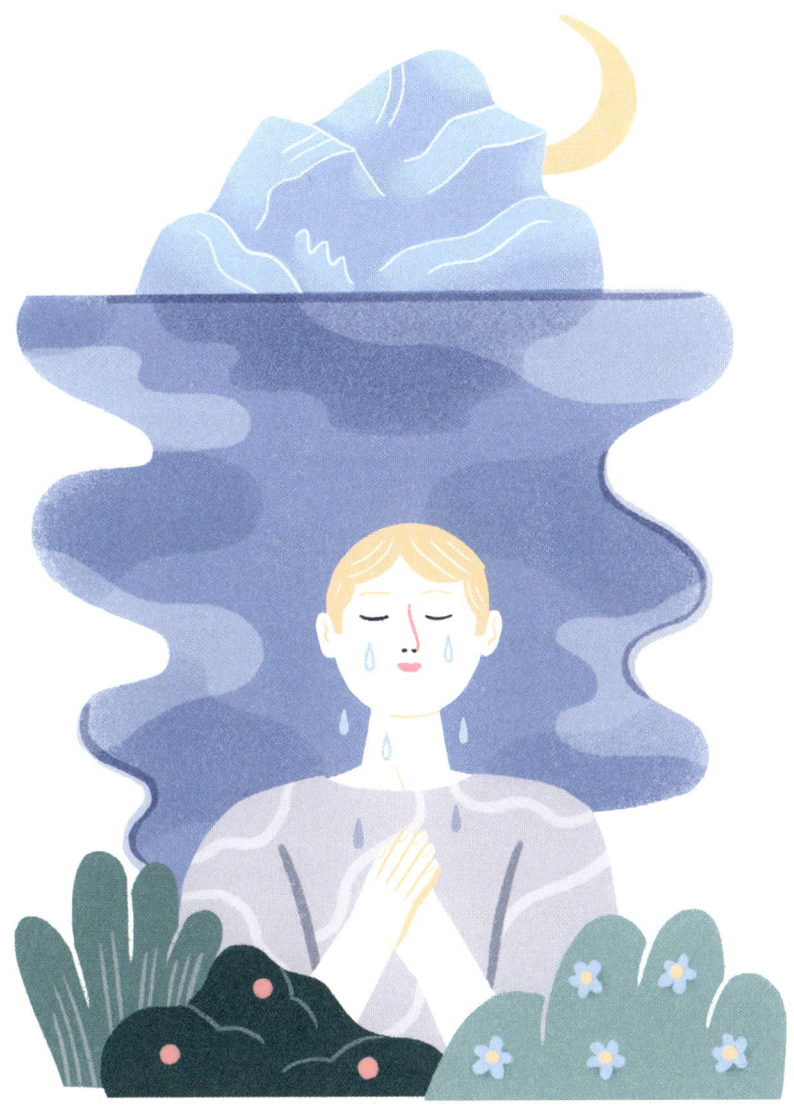

ANGELIT

- **Mineralfamilie:** Kalziumsulfate
- **Gewinnungsgebiete:** USA, Europa
- **Farbe:** hellblau
- **Planet:** Jupiter
- **Tierkreiszeichen:** Schütze
- **Chakra:** fünftes

- **Hauptzweck:** Schwingungen anheben
- **Musiknote:** G
- **Betroffene Körperteile:** Atemapparat, Kleinhirn, Rückenmark
- **Schlagwort:** „Ruhig!"

Angelit hat stärkeren Einfluss auf die feinstoffliche und spirituelle Sphäre als auf die körperliche. Eine Begegnung mit diesem Stein ist sehr besonders. Seine himmelblaue Färbung verbreitet sofort ein Gefühl der Ruhe.

Er übt seine Wirkung auf kommunikativer Ebene aus und dämpft aggressives Verhalten in Diskussionen.

Der Aspekt des Zuhörens wird verstärkt, genauso wie der der Ausdrucksfähigkeit.

Er erleichtert den Zugang zu Führern und Engeln – von letzteren leitet sich sein Name ab. Durch ihn wird der Kontakt zu Geistführern leichter, ebenso die Kommunikation. Und er unterstützt telepathische Verbindungen zwischen Menschen. So ist er hilfreich dabei, das Gleichgewicht zwischen dem physischen und dem Energiekörper herzustellen und unterstützt die Kommunikation von Daten.

Angelit kann die Schwingungsfrequenzen von physischen und feinstofflichen Körpern erhöhen und schützt dadurch vor dem, was als negative oder schwere Energie bezeichnet wird. Das Tragen von Angelit erzeugt eine friedliche Stimmung, die nur schwer von außen zu stören ist.

Auf körperlicher Ebene unterstützt Angelit das Kleinhirn, das für seine gute Leistung sorgt. Gut wirkt Angelit auch auf das Rückenmark an der Schnittstelle zwischen Gehirn und Gehirnstamm.

INTERESSANTES DETAIL: Der Name Angelit bezeichnet hellblauen Anhydrit.

FUNFACT: Während Reiki und ähnlicher Praktiken stärkt Angelit unsere Verbindung zu unserer intuitiven Seite und sorgt so für eindeutigere und stärkere Botschaften.

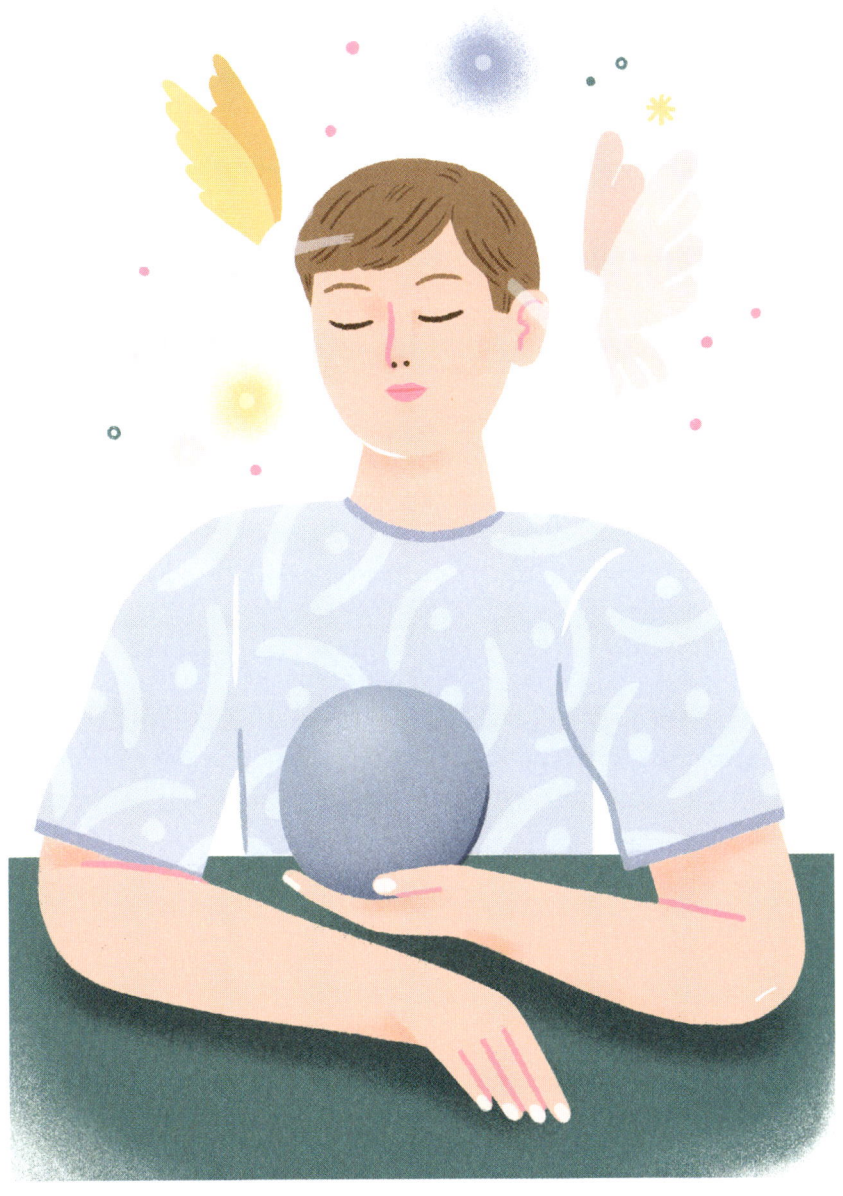

AZURIT

- **Mineralfamilie:** Karbonate
- **Gewinnungsgebiete:** Asien, Peru, Madagaskar
- **Farbe:** blau
- **Planet:** Jupiter
- **Tierkreiszeichen:** Schütze
- **Chakra:** fünftes, sechstes

- **Musiknote:** G
- **Hauptzweck:** klarer Blick, klare Vorstellung
- **Betroffene Körperteile:** Kehle, Leber, Zähne
- **Schlagwort:** „Ich sage, was ich sehe!"

Ich glaube, solch ein intensives, elektrisches Blau gibt es nicht noch einmal in der Natur. Azurit ist ein großartiger Stein, der zwei verschiedene Chakren anspricht: das fünfte und das sechste.

Beim Kehlchakra arbeitet er auf kommunikativer Ebene. Treffend, direkt und völlig ohne Abwägung ist die Art der Kommunikation, zu der uns der Azurit drängt, ohne mögliche Reaktionen darauf zu bedenken. Daher wird empfohlen, ihn nur dann am Kehlchakra zu tragen, wenn es unbedingt nötig ist und genau zu überlegen, wie lange er getragen wird.

Auf das sechste Chakra übt er Einfluss auf, weil er dabei hilft, den Schleier zu lüften, damit wir frühere Inkarnationen und damit frühere Leben sehen können, die uns häufig verstehen helfen, warum wir in der gegenwärtigen Inkarnation leben und was wir dorthin mitgenommen haben.

Er ist ein Stein mit vielen Einsatzmöglichkeiten und großer Macht, die nur sparsam eingesetzt werden darf.

Er ist hervorragend geeignet für Erkrankungen der Leber, er kehrt unsere aggressive Seite heraus, die wir ungefiltert benutzen dürfen. Auch auf unsere Zähne, die direkt mit Aggressivität verbunden sind, übt er positiven Einfluss auf.

INTERESSANTES DETAIL: Azurit-Kristalle sind wunderschön, aber schwer zu finden. Azurit kommt häufig als amorphe Form oder Rosette vor.

FUNFACT: Im Mittelalter wurde Azurit als Pigment in Fresken verwendet – als Ersatz für das sehr viel teurere Ultramarin-Blau. Nach einigen Jahren zerfällt Azurit jedoch zu Staub und rieselt aus den Fresken, sichtbar wird der Unterbau des Kunstwerks. Wie schade!

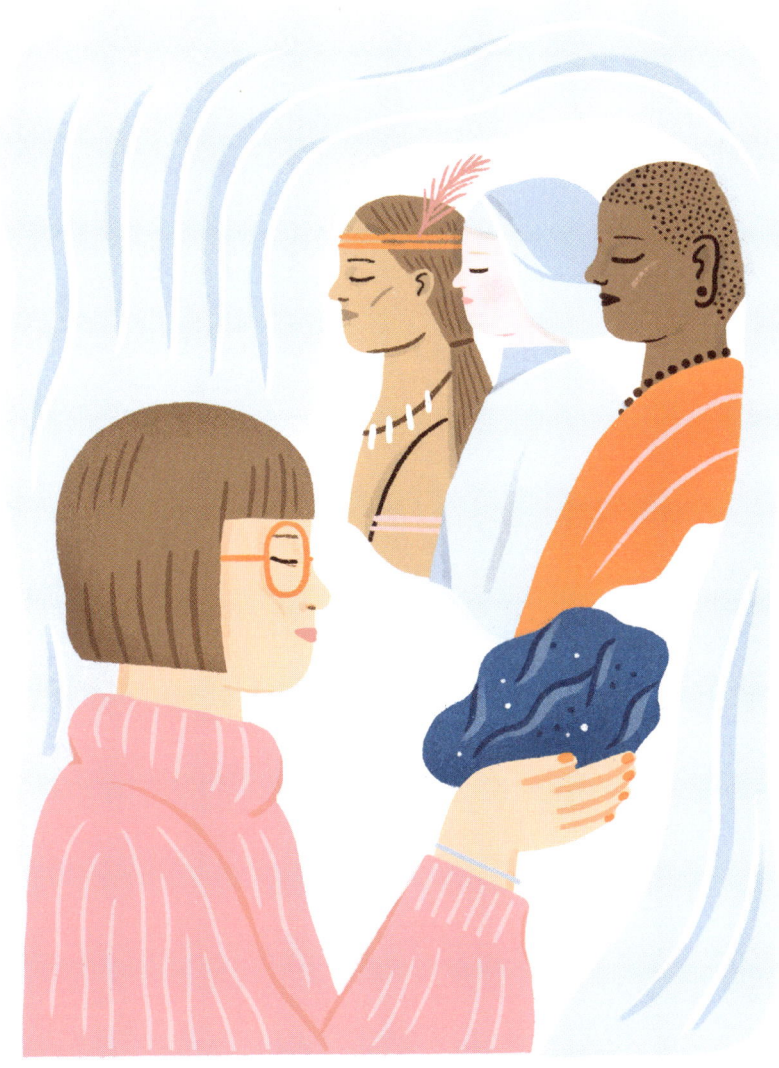

SUGILITH
(LUVULITH)

- **Mineralfamilie:** Cyclosilikate
- **Gewinnungsgebiete:** Kanada, Südafrika, Japan, Italien
- **Farbe:** violett
- **Planet:** Jupiter
- **Tierkreiszeichen:** Schütze
- **Chakra:** sechstes

- **Musiknote:** G
- **Hauptzweck:** klarer Blick
- **Betroffener Körperteil:** Nervensystem
- **Schlagwort:** „Ich habe Verbindung!"

Der seltene Sugulith mit seiner intensiven Violettfärbung ist die Brücke zu den Mechanismen des Universums. Am Körper getragen erweitert er die Sinne zu ihrem maximalen Potenzial.

Dieser Stein bietet vielfältige Hilfe an, abhängig von unseren persönlichen Eigenschaften, deren Verbesserung er fordert. Er drängt uns dazu, unsere Möglichkeiten voll herauszubringen.

Mit Sugulith können wir unser Inneres betrachten und dabei die Gaben finden, die wir in uns tragen und die, wenn sie entwickelt wurden, durch unsere Taten Anwendung finden.

Der Stein findet das Gleichgewicht zwischen physischer und ätherischer Energie, verbindet sie miteinander und macht es möglich, dass wir uns mit den höchsten Elementen des Universums verbinden, etwa mit Geistführern und höheren Ordnungen.

In Bezug auf die Aura ist er wie ein Balsam, der die ätherische und emotionale Schicht wiederherstellt.

Das Nervensystem als elektrische Brücke, die uns mit dem kosmischen System verbindet, wird zu seiner äußersten Leistungsfähigkeit angeheizt: Alles ist bereit, um auch die kleinsten Nuancen zu verstehen.

Das Kapillarsystem wird überaus angeregt und damit der Austausch von Informationen. Das Nervensystem wird geheilt.

INTERESSANTES DETAIL: Sugulith regt das Nervensystem ungemein an. Um eine Überladung zu vermeiden, achten Sie genau darauf, wie lange Sie ihn einsetzen.

FUNFACT: Den Stein beim Meditieren zu tragen, kann zu besserer Klarheit und starker Verbindung führen. Probieren Sie es aus!

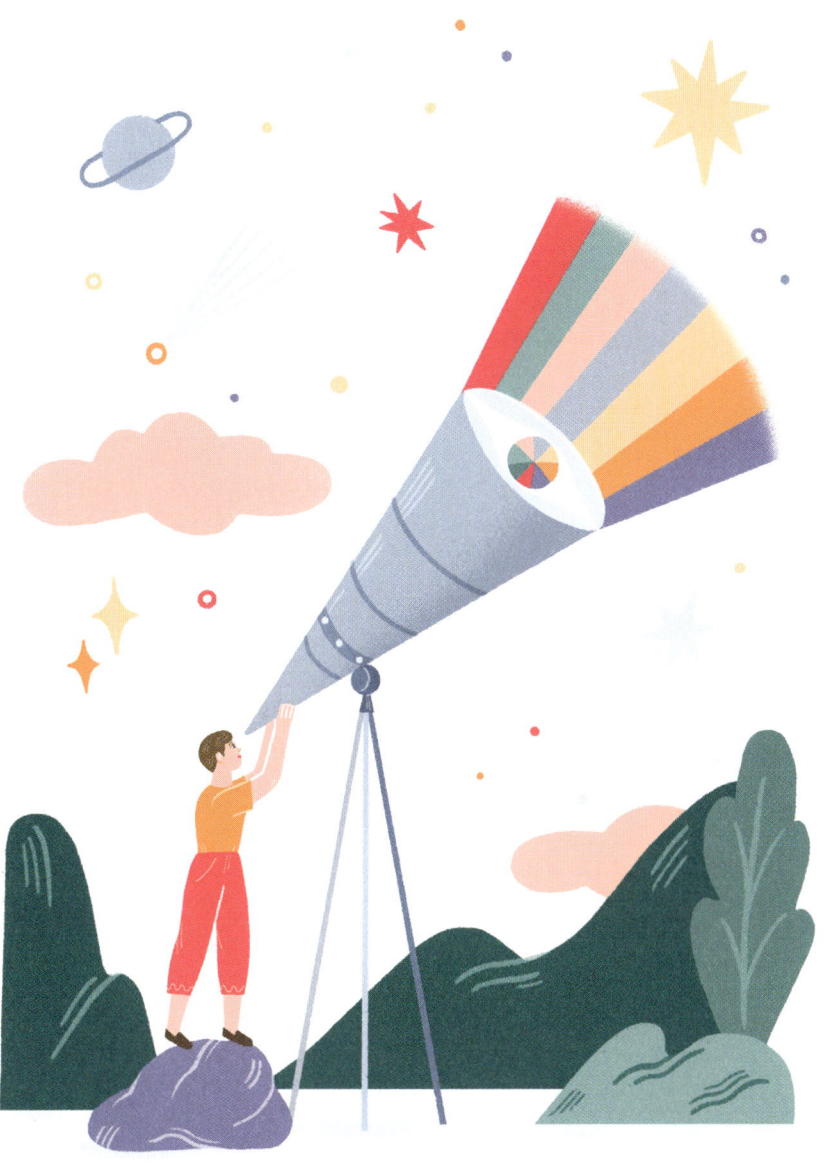

VIOLETTER FLUORIT

- **Mineralfamilie:** Halite
- **Gewinnungsgebiete:** überall auf der Erde, in China außergewöhnliche Exemplare
- **Farbe:** violett
- **Planeten:** Uranus, Saturn
- **Tierkreiszeichen:** Wassermann
- **Chakra:** sechstes
- **Hauptzweck:** Vision
- **Musiknote:** A
- **Betroffene Körperteile:** Nervensystem, Darm, Zähne, Wirbelsäule, Augen
- **Schlagwort:** „Ich heiße willkommen!"

Der schöne violette Fluorit verstärkt die Fähigkeit, Eindrücke aus der physischen Welt aufzunehmen und, noch wichtiger, aus der spirituellen. Er unterscheidet zwischen diesen Eindrücken und steigert die Empfänglichkeit für die, die aufgenommen werden müssen und die, die es zu umgehen und zu vermeiden gilt.

Er trägt einen ausgeprägt femininen Aspekt in sich, der uns auffordert, nach innen gerichtet auf unsere Emotionen zu hören, die wir im Alltag leicht überhören, weil sie unbequem sind. Er drängt uns dazu, unsere bewusste Ebene zu verlassen, um tiefere Gefühle zu erforschen, mit denen wir uns weiterentwickeln könnten und die Schlüssel zu wichtigen Wendepunkten in unserem Leben sein könnten.

Obwohl er violett ist – die Farbe schiebt von von der Erde weg zu einer sprituellen Verbindung mit dem Himmel –, funktioniert der Fluorit auf spiritueller Ebene so, dass wir nach innen schauen, wo wir auf die Suche nach unserem spirituellen Selbst gehen.

Er unterstützt die intensive Verarbeitung durch den Darm, der das Wichtigste aufnimmt und Rückstände entsorgt. Auch Zähne und die Wirbelsäule werden durch ihn stärker. Violetter Fluorit hat indirekt Auswirkungen auf die physischen Augen, speziell bei Kurzsichtigkeit.

INTERESSANTES DETAIL: Fluorite sind einzigartig in der Hinsicht, dass sie vielfarbig sind. Wenn Sie Fluorite ins Licht halten, erkennen Sie darin erstaunliche Farbmuster, die von grün zu violett, von blau zu weiß und so weiter reichen.

FUNFACT: Fluorit besitzt verschiedene Eigenschaften von Kristallen, der Form, in der er natürlich vorkommt. Eine faszinierende und interessante Erscheinungsform ist achteckig und setzt sich aus zwei aufeinander stehenden Pyramiden mit gemeinsamer Grundfläche zusammen.

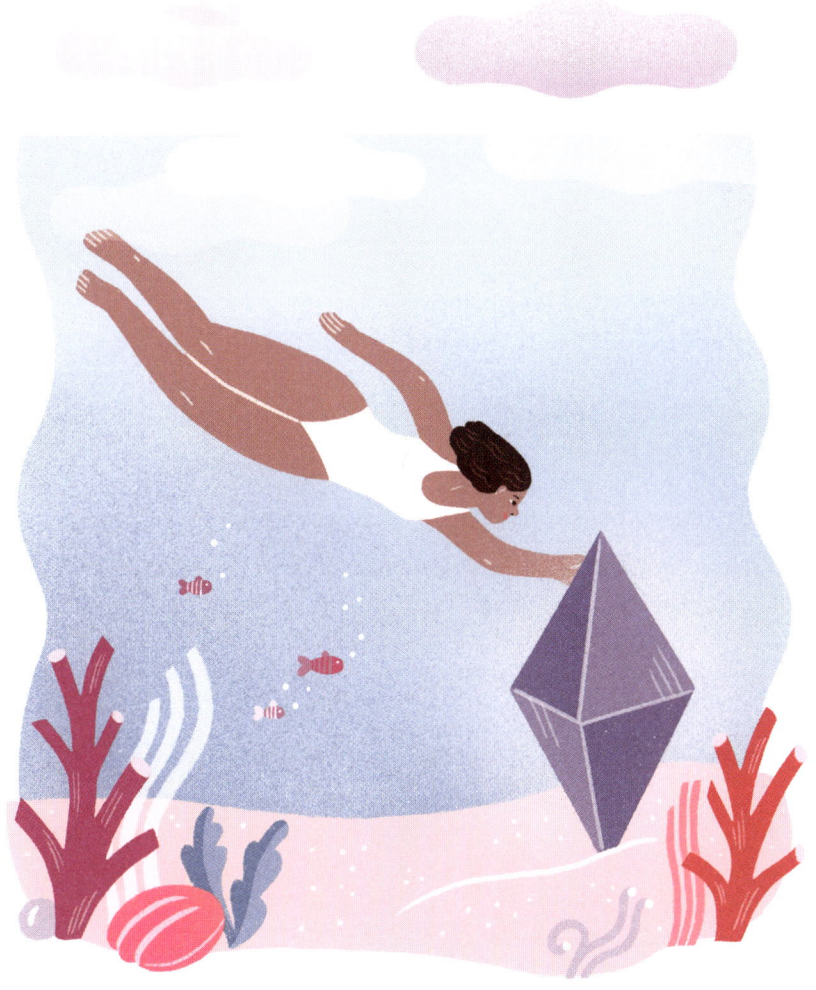

AMETRIN

(BOLIVIANIT)

- **Mineralfamilie:** Quarz
- **Gewinnungsgebiete:** Bolivien, Brasilien
- **Farben:** violett und gelb
- **Planeten:** Neptun
- **Tierkreiszeichen:** Fische
- **Chakra:** sechstes
- **Hauptzweck:** Gleichgewicht
- **Musiknote:** A
- **Betroffene Körperteile:** Nervensystem, Zwerchfell, Magenmund
- **Schlagwort:** „Stabilität!"

Ametrin entsteht durch Zusammenschluss von Amethyst und Citrin oder durch Erhitzung, wenn der Amethyst das Gelbe des Citrins aufnimmt.

Er balanciert unsere sensible Seite aus und macht sie greifbarer. Er stärkt unsere feminine Seite, verbindet sie mit der maskulinen Seite, die sie vernünftig und weniger emotional, dafür klarer macht. Kurz gesagt: Der Stein stellt das Gleichgewicht zwischen männlicher und weiblicher Energie her.

Der gelbe Anteil des Ametrins bringt Aspekte unseres Egos zutage und balanciert sie aus, damit es große Taten vollbringen kann. Der Ausgleich durch den violetten Teil führt zu tieferer Spiritualität: Die eigene Arbeit wird in den Dienst von anderen gestellt und nicht nur für sich persönlich genutzt.

Wo bei uns ein Übermaß an Spiritualität herrscht, sorgt er für Rationalität, damit wir die Dinge nicht als zu flüchtig ansehen, was zu Frustration führen kann.

Auf körperlicher Ebene entspannt er das Zwerchfell, das dafür sorgt, dass sich die Lunge ausdehnen kann.

Und er hilft dem Magenmund, der Speiseröhre und Magen voneinander trennt und sich für den Durchlauf unserer Nahrung öffnet und schließt.

INTERESSANTES DETAIL: Seien Sie vorsichtig beim Kauf eines Ametrins, angebotene Steine sind häufig künstlich oder künstlich hergestellt, indem ein Amethyst hohen Temperaturen ausgesetzt wird, damit er sich gelb färbt.

FUNFACT: Im 17. Jahrhundert kam der Quarz durch einen spanischen Kolonialherren nach Europa, der ihn als Geschenk einer einheimischen Prinzessin aus Bolivien geschenkt bekommen hatte. Er erhielt den zweifarbigen Stein als Hochzeitsgeschenk, wobei die unterschiedlichen Farben das Männliche und das Weibliche symbolisierten. Der Stein ist sehr stark und nicht für Menschen geeignet, die physisch schwach und daher kaum geerdet sind, es könnte sie sehr durcheinander bringen.

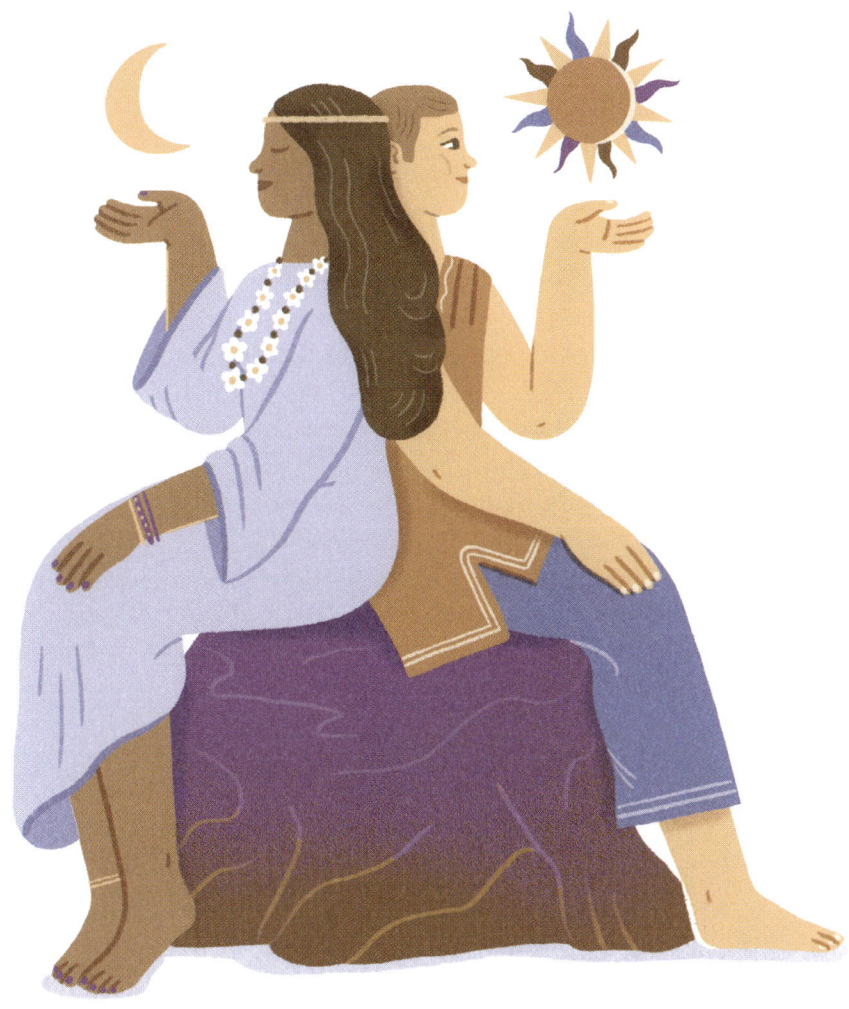

WEIBER ONYX

- **Mineralfamilie:** Chalcedone
- **Gewinnungsgebiete:** Brasilien
- **Farbe:** Weiß
- **Planeten:** Mond
- **Tierkreiszeichen:** Krebs
- **Chakra:** siebtes

- **Hauptzweck:** Träger dichten Lichts
- **Musiknote:** H
- **Betroffene Körperteile:** Nervensystem, Knochen, Nägel
- **Schlagwort:** „Licht auf der Erde!"

Im Gegensatz zum schwarzen Onyx ist der weiße Onyx kaum bekannt. Nimmt man ihn in die Hand, merkt man, dass er leichter ist als die schwarze Variante und außerdem halbtransparent, was bereits ein Hinweis darauf ist, wie er auf das Energiesystem wirkt.

Er ist dafür zuständig, Licht aus dem siebten Chakra in die unteren Chakren, die auf niedrigerer Frequenz schwingen, zu leiten. Seine größtmögliche Wirkung hat er bei jenen, die außergewöhnlich sensibel und emotional sind und über eine labilere Körperlichkeit und Energiestruktur verfügen, die sich schwertun, geerdet zu bleiben und bei denen, die sich gerne vor normalen Tätigkeiten in den Himmel, also in die mentale Sphäre, flüchten. Bei diesen Menschen würde ein komplett transparenter Stein den Eskapismus noch erleichtern, wohingegen der weiße Onyx Licht verbreitet und die Frequenzen der unteren Chakren ankurbelt. Wir besitzen von Natur aus eine hohe Frequenz, die nicht nur die spirituelle und geistige Ebene beeinflusst, sondern Licht in alltägliche und besondere Dinge bringt.

Er stehe denen bei, die unter der manchmal exzessiven Emotionalität der Erde leiden und hilft ihnen, damit umzugehen. Indirekt hilft der weiße Onyx dabei, geerdet zu sein, dadurch kommen wir mit praktischen Dingen wie Geld und Sexualität besser zurecht. Die Knochen werden stärker.

INTERESSANTES DETAIL: Häufig wird die Qualität des Steins wegen seiner oft hellgelben oder beigen Färbung als niedrig eingestuft. Es gibt viele Fälschungen aus Keramik. Lassen Sie Vorsicht walten, wenn ein Onyx besonders weiß und auf Glanz poliert ist.

FUNFACT: Der Sage nach schnitt Amor die Nägel der schlafenden Venus und verstreute sie auf dem Boden. Alles an einem göttlichen Wesen ist unsterblich und so verwandelten sich die Nägel in den Stein namens Onyx, welches das griechische Wort für Nägel ist.

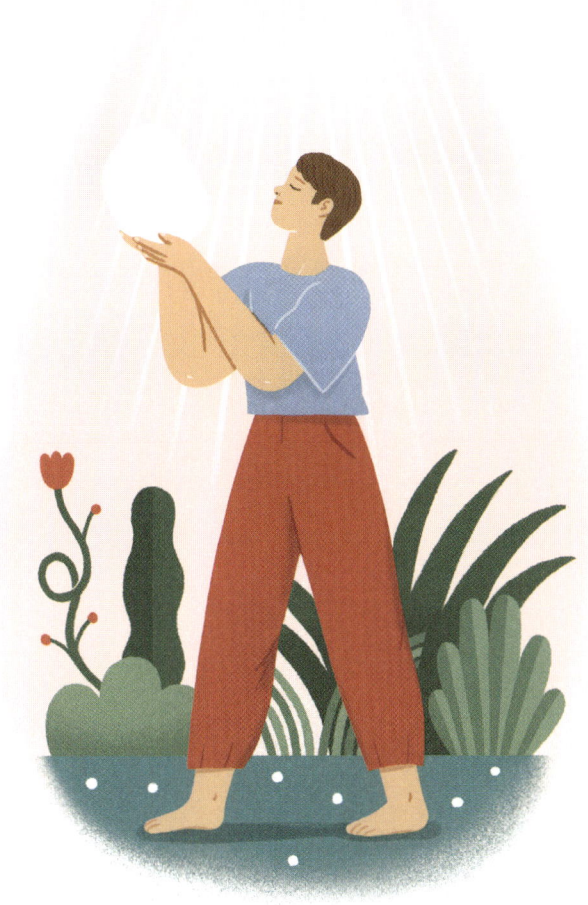

MAGNESIT

- **Mineralfamilie:** Calcit
- **Gewinnungsgebiete:** China, Nordkorea, Türkei, Russland
- **Farbe:** weiß
- **Planeten:** Mond
- **Tierkreiszeichen:** Krebs
- **Chakra:** siebtes
- **Hauptzweck:** Aufnahme
- **Musiknote:** H
- **Betroffene Körperteile:** allgemeine Funktionen, Gallenblase, Nieren
- **Schlagwort:** „Ich reinige!"

Magnesit findet viele Verwendungszwecke, manchmal befinden sie sich direkt unter unserer Nase. Der Stein sieht wie eine zusammengequetschte weiße Form aus, fast wie ein Radiergummi.

Wie üblich sprechen die Merkmale Bände. Magnesit ist eine Art Radierer, der misstönende Energien von unseren Aura-Körpern entfernt. Er wird häufig am Ende einer Kristalltherapie-Sitzung eingesetzt, um zur Oberfläche aufgestiegene, niedrige Energie aus den Energiekörpern aufzunehmen. Der Aura-Körper wird allein durch den Magnesit gereinigt.

Dieser Stein kann unerwünschte Energie aufsaugen.

Im Allgemeinen sorgt er für entspannte und gedehnte Muskeln. Er wirkt sich positiv auf Gallenblase und Nieren aus und mildert merklich Krämpfe des Unterbauchs, die durch diese beiden Organe verursacht werden. Magnesiummangel im Körper wird durch ihn ausgeglichen.

INTERESSANTES DETAIL: Magnesit wird gefärbt, um gefälschten Türkis herzustellen. Um festzustellen, ob ein Türkis echt ist, machen Sie einen kleinen Schnitt mit einem scharfen Gegenstand hinein. Ist der Stein unter der bunten Schicht weiß, ist es ein Magnesit.

FUNFACT: Magnesit wird vielseitig eingesetzt: im Sport als Puder fürs Klettern, beim Speerwerfen und Gewichtheben. Er saugt Schweiß auf und sorgt für einen besseren Griff. Er wird in Aluminiumlegierungen und in der Produktion von Magnesia (hitzebeständiges Material) in Hochöfen mit hohen Temperaturen verwendet. In China und Nordkorea gibt es die größten Minen der Welt.

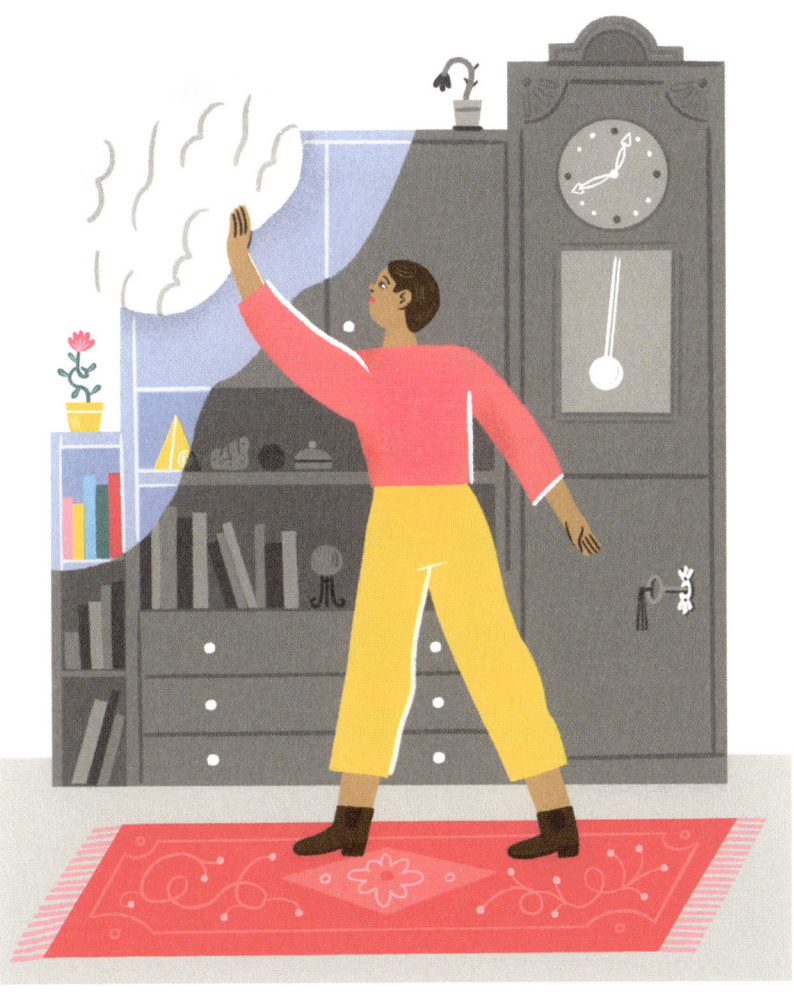

MONDSTEIN

- **Mineralfamilie:** Feldspat
- **Gewinnungsgebiete:** Brasilien, Indien
- **Farbe:** milchig-weiß
- **Planeten:** Mond
- **Tierkreiszeichen:** Krebs
- **Chakra:** siebtes

- **Hauptzweck:** tiefes Gefühl
- **Musiknote:** H
- **Betroffene Körperteile:** weibliche Genitalien, Hormonsystem, Knochen, Sehnen und Muskeln des Beckens
- **Schlagwort:** „Ich sehe!"

Der Mondstein erhielt seinen Namen von seiner Färbung, die an den Mond erinnert. Am Körper wird er am besten an den Genitalien und dem Dritten Auge eingesetzt.

Auf die Verwendung wirkt es sich positiv aus, den Mond mit seiner Weiblichkeit und Sensibilität zu verstehen. Frauen, die Schwierigkeiten haben, schwanger zu werden, setzen Mondstein ein. Er unterstützt die Harmonisierung des weiblichen Genitalapparats, speziell der Eierstöcke, und begünstigt Schwangerschaften. Wir dürfen den ganzheitlichen Blick auf den Körper nicht vergessen, bei dem Gefühl, Verstand und Geist untrennbar verbunden sind. Wir müssen unsere geliebten Helfer, die Steine, der Ursache nach einsetzen und nicht dem Symptom nach. Wir suchen also nach der Wurzel des Problems und gehen es nur im äußersten Notfall über die Symptome an, bevor wir wieder zum eigentlichen Grund kommen.

Auf dem Dritten Auge sorgt der Stein für wache Intuition und Hellsichtigkeit, damit wir erfolgreich meditieren oder heilen können.

Der Kristall verbreitet Freude durch das Heraufbeschwören femininer Aspekte und Akzeptanz. Er kann Unruhe besänftigen. Und er steigert die verführerische Seite durch einen ausgewogenen Kontakt zur Femininität.

Der Mondstein wirkt sich äußerst positiv auf das hormonelle System aus. Und er sorgt für elastische Knochen, Sehnen und Muskeln des Beckens.

INTERESSANTES DETAIL: Mondstein kann leicht mit weißem Labradorit verwechselt werden, der im Handel häufig Mondstein genannt wird, aber transparenter mit blauer Reflektion ist.

FUNFACT: Früher wurde der Stein in den Mondschein gelegt, weil man dachte, er würde dessen fruchtbare, weibliche Energie aufnehmen.

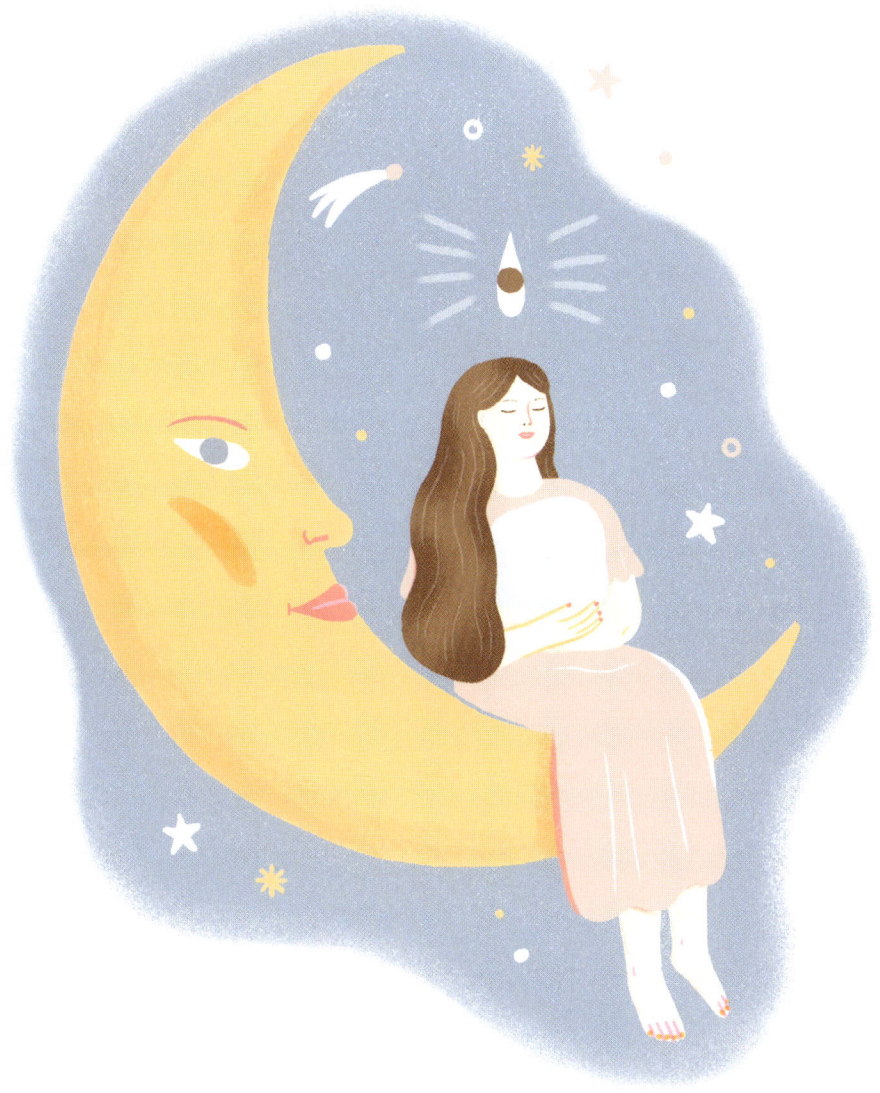

SELENIT

- **Mineralfamilie:** Kalziumsulfate
- **Gewinnungsgebiete:** weltweit, besonders in Spanien, Tunesien und Marokko
- **Farbe:** weiß
- **Planeten:** Mond
- **Tierkreiszeichen:** Krebs
- **Chakra:** siebtes
- **Hauptzweck:** Verbindung
- **Musiknote:** H
- **Betroffene Körperteile:** Nervensystem, lange Knochen
- **Schlagwort:** „Hier ist das Licht!"

Der Selenit erhielt seinen Namen aufgrund seiner Ähnlichkeit mit dem Mond und wie dieser strahlt er Licht aus und zaubert faszinierende Reflektionen.

Wer ihn betrachtet, dem fällt auf, dass er eingefangenes Licht in materialisierter Form ansieht. Und das ist auch das Hauptfeld des Steins, er bringt Licht zu den Menschen.

Menschen bestehen aus einem großen Teil Licht und einem Teil aus Schatten. Selenit kann in den Schattenteil Licht bringen, damit wir diesen noch nicht verarbeiteten Teil von uns sehen. Das bringt uns auf unserer Entwicklungsreise einen Schritt weiter, denn wir können Probleme lösen und wichtige Lektionen des Lebens lernen.

Der Stein hat Rillen und ist damit ein schneller Informationsübermittler für Körperenergie.

Durch Selenit kommen wir unserer göttlichen Seite sehr nah, die wir irgendwann nach verschiedenen Inkarnationen erreichen. Er scheint uns äußerst nahe dranzubringen, ohne dass wir sie greifen könnten. Selenit ist entscheidend, wenn es darum geht, Menschen vorwärtszubringen, die Herausforderungen des Lebens anzunehmen und sich weiterzuentwickeln.

Selenit fordert uns auf, uns nach und nach von der Dichte des menschlichen Lebens zu lösen, damit wir uns in göttliche Wesen verwandeln können.

Er tut den langen Knochen des Körpers sehr gut und beschleunigt die Übertragungen des Nervensystems.

INTERESSANTES DETAIL: Bevor Glas üblich war, stellten die alten Griechen durchsichtige Scheiben aus Selenit her, die Licht durchließen und an das Licht des Mondes erinnerten.

FUNFACT: 2002 wurde in Naica, Mexiko, ein bedeutendes Selenitvorkommen entdeckt. Als die ersten Höhlenforscher es untersuchten, fanden sie Kristalle, die 15 Meter hoch waren und einen Durchmesser von 2 Metern hatten.

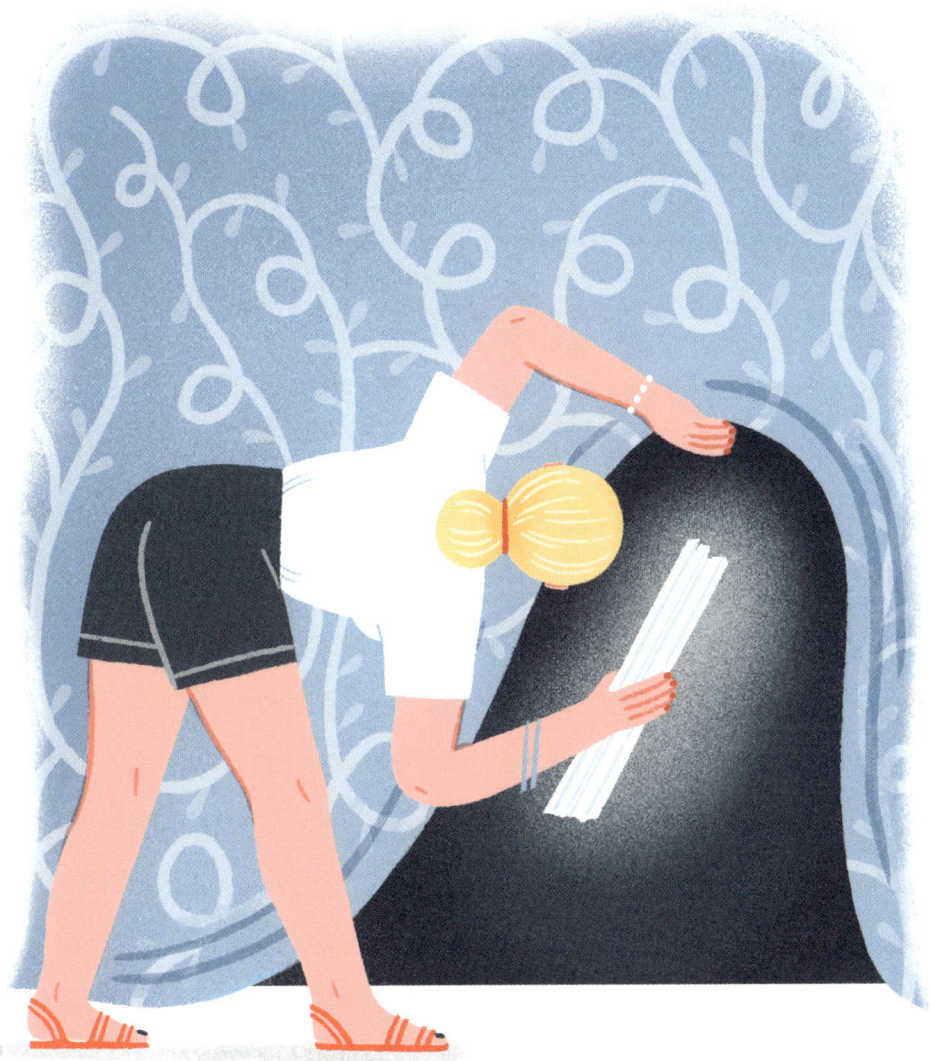

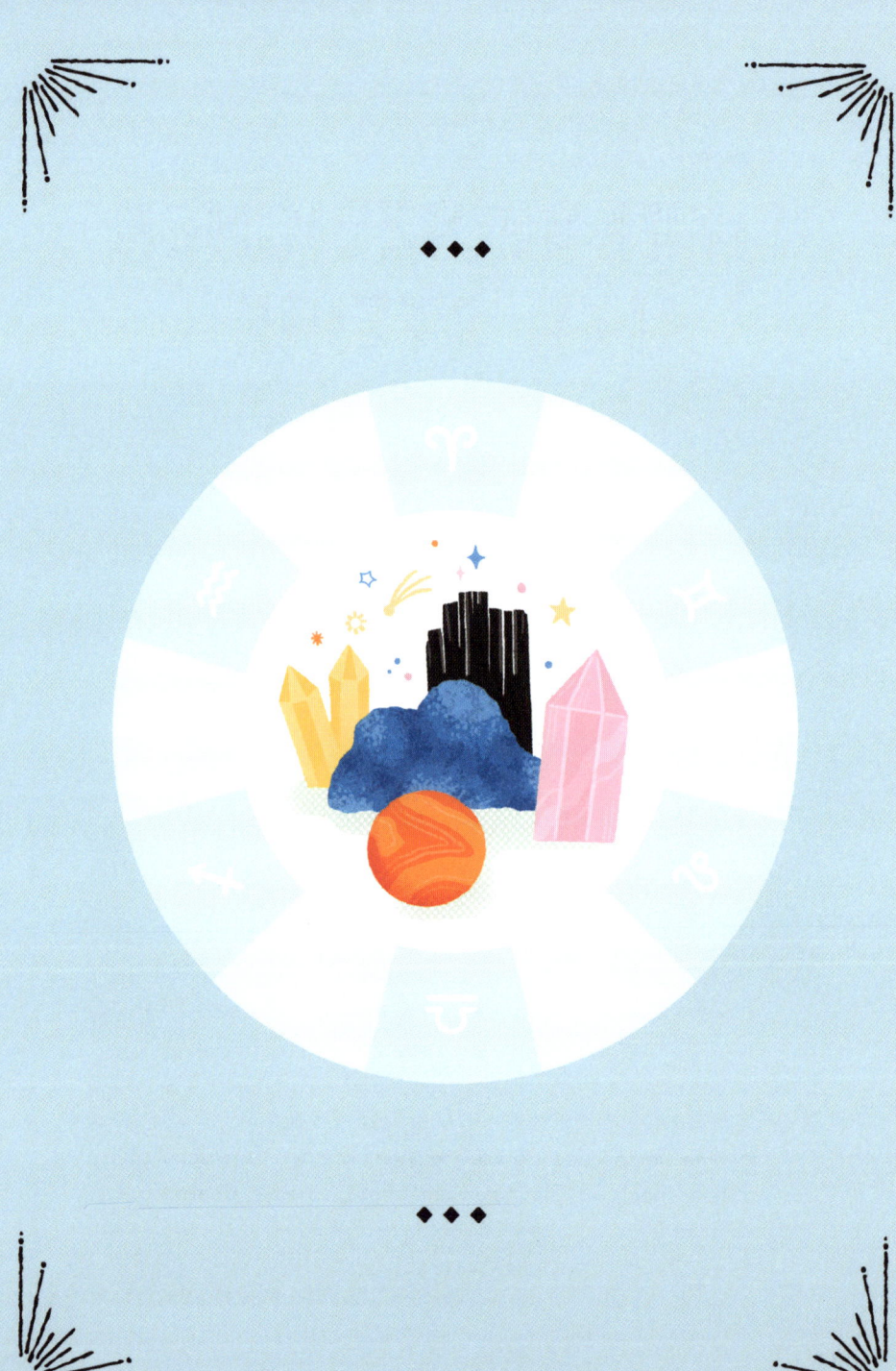

TIERKREISZEICHEN UND STEINE

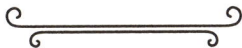

Das Zusammenbringen von Tierkreiszeichen und Steinen stellt eine aussagekräftige Verbindung dar, für die das richtige Verständnis von Kristalltherapie und Astrologie erforderlich ist.

Jeder Stein wird aufgrund seiner Gemeinsamkeiten mit einem Planeten und einem Tierkreiszeichen kombiniert. Es ist wichtig, sich klarzumachen, dass Personen des Tierkreiszeichens, das einem bestimmten Stein zugeordnet ist, nicht unbedingt durch den Kristall profitieren. Beispielsweise erhält ein Schütze, der mit violetten und blauen Steinen assoziiert wird, nicht automatisch Hilfe von ihnen. Häufig ist sogar das Gegenteil der Fall, abhängig von der Persönlichkeit der jeweiligen Person. Sind die Eigenschaften des Tierkreiszeichens übermäßig präsent in ihnen – wie beispielsweise beim Schützen, der von Natur aus ein Reisender ist, der zu viel unterwegs ist –, ist ein Stein, der dies ausgleicht, empfehlenswerter als einer, der dieses Merkmal noch unterstützt.

Ob eine Person des Tierkreiszeichens mit den Eigenschaften des Steins noch im Gleichgewicht bleibt – weder Überschuss noch Mangel – muss sorgfältig abgewogen werden und nur dann sollte der Stein getragen werden, der die gewünschten Charakteristika in den Vordergrund rückt, ohne die Balance zu stören.

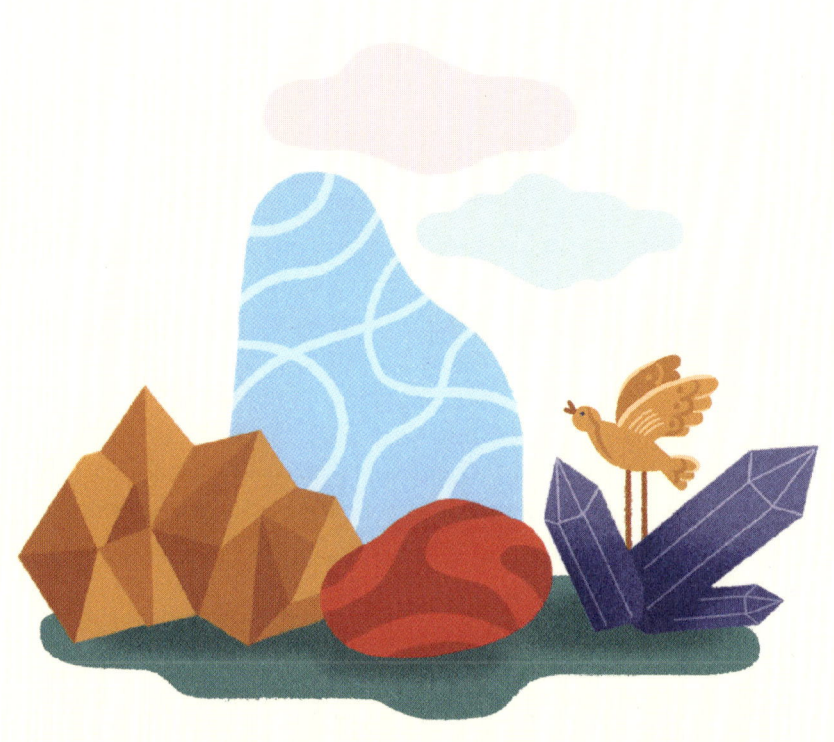

KAPITEL 6

DIE AUSWAHL DER STEINE

Für die Auswahl der richtigen Steine für die richtige Situation gibt es verschiedene Methoden. Zwei eher einfache und praktische finden Sie nachstehend.

Hände

Unsere Hände sind machtvolle Werkzeuge der Wahrnehmung. Ihre Empfindsamkeit lässt sich durch Training immer weiter verfeinern, bis sie unsere starken Verbündeten beim Zuhören sind.

Zu Anfang muss eins sehr deutlich gesagt werden: Nicht alles, wozu wir uns hingezogen fühlen, ist auch gut für uns. Denken Sie zum Beispiel an unsere Lust auf Essen mit chemischen oder synthetischen Zusätzen, etwa industriell stark verarbeitete Nahrungsmittel. Deren Etiketten können uns noch so oft versichern, dass sie gut und gesund sind – tief in uns drin wissen wir, dass das nicht stimmt. Aber wir essen sie, weil wir uns verführen lassen. Bissen für Bissen verschlechtert sich unser Gesundheitszustand: vielleicht nicht sofort, aber auf lange Sicht können massive Gesundheitsprobleme entstehen.

Was verlockt uns nur dazu? Einmal bei dieser Art Essen angekommen, rutschen wir in einen Teufelskreis: Das Problem wird verstärkt, aber auch der Drang nach dem Produkt, welches das Problem noch weiter verstärkt.

Darum stimmt der Satz, dass ein Stein, der uns anspricht, der richtige für uns ist, nicht immer. Der richtige Stein nämlich löst in uns ein tiefes und echtes Wohlgefühl aus, er arbeitet an der Ursache, nicht am Symptom und schiebt uns, wenn nötig, sogar aus unserer Komfortzone heraus.

Einige Menschen hören von Natur aus gerne auf sich, mit ein wenig Übung können wir alle dies kultivieren, damit wir unterscheiden lernen, was gut und was schlecht für uns ist.

Wie finden wir denn nun den richtigen Stein? Hier sind einige praktische Anleitungen:

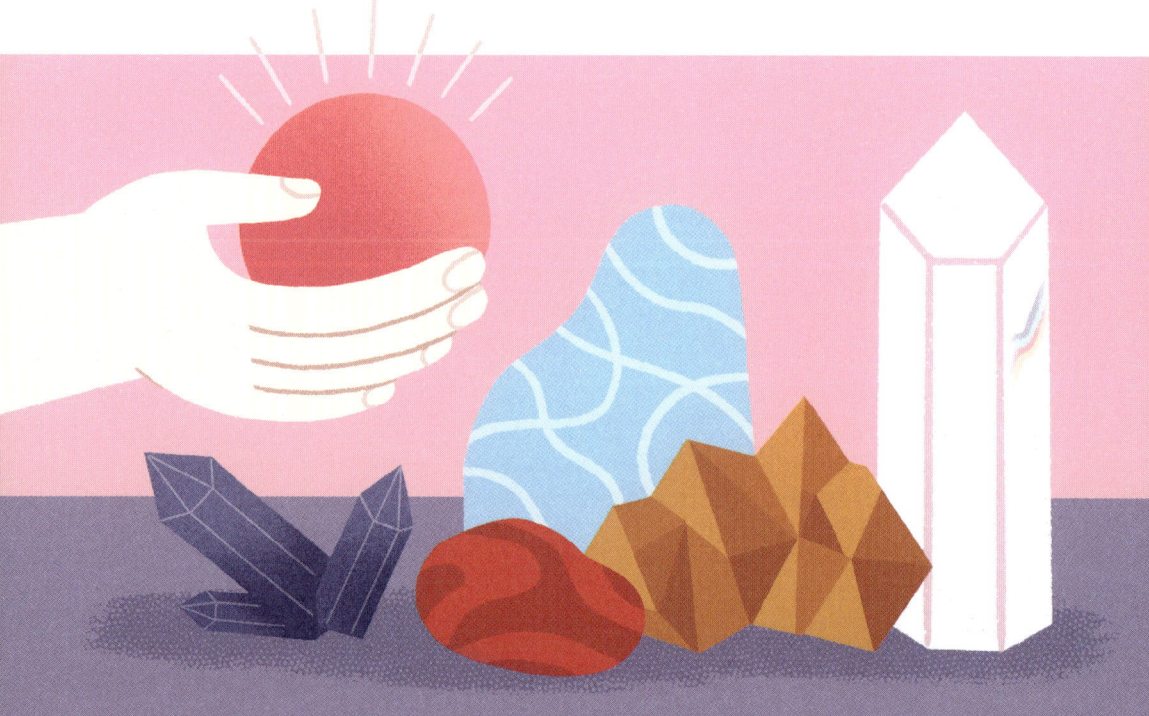

- Gehen Sie nahe an den Stein heran, atmen Sie tief durch die Nase ein und durch den Mund aus. Lassen Sie Spannungen los.

- Halten Sie den Stein in der Handfläche, schließen Sie die Hand darüber. Hören Sie auf Ihren Körper und versuchen Sie zu erspüren, wo er reagiert. An einigen Stellen werden Sie ein Drängen, Energie, Emotionen spüren. Und Sie werden dank Ihrer Sinne Bilder sehen, Gerüche wahrnehmen und vieles mehr. Lauschen Sie auf den Ersteindruck, den der Stein in Ihrer Hand hinterlässt. Manchmal werden Sie ein Vibrieren ausmachen oder ein Klopfen. Dann horchen Sie in Ihren ganzen Körper hinein: Ein oder zwei Bereiche werden besonders reagieren. Einige Organe könnten angeregt werden, Ihr Herzschlag verändert sich, ebenso Ihr Blutdruck, Sie verspüren vielleicht einen Druck oder Ähnliches.

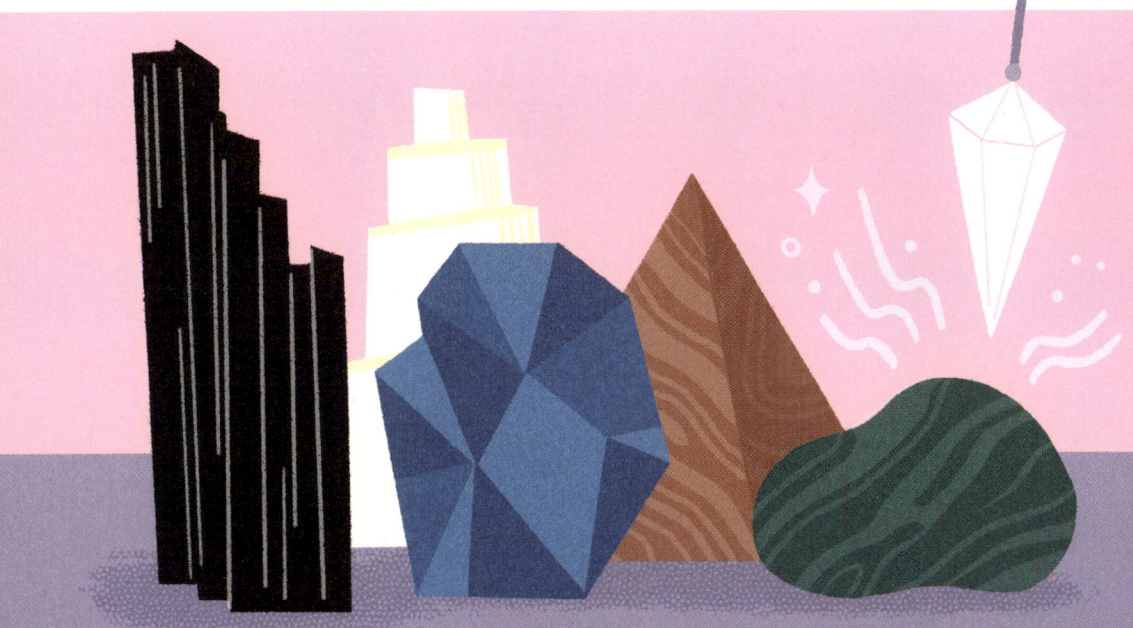

Aber nicht nur der Körper, auch Ihre Emotionen und Ihre Seele können antworten. Vielleicht kommen Erinnerungen hoch oder Sie sehen Farben, Bilder und anderes. Eventuell spüren Sie eine sofortige Wirkung bei dem Problem, das Sie behandeln möchten. Je nachdem, wo Sie etwas ändern wollen: Wenn Sie an dieser Stelle Ihres Körpers eine Reaktion auf den Stein spüren, haben Sie Ihren Helfer gefunden.

Das Pendel

Das Pendel ist ein äußerst interessantes Werkzeug, um nicht nur den geeigneten Kristall für Ihre Bedürfnisse zu finden, sondern auch die richtige Zeit der Anwendung. Allerdings brauchen Sie zumindest ein Grundlagenwissen darüber, wie Sie mit dem Pendel umgehen können. Lassen Sie uns einen Blick darauf werfen.

Wählen Sie das Pendel, das Sie am meisten anspricht. Fassen Sie mit zwei Fingern das Band oder die Kette des Pendels bei etwa Zweidrittel der Länge und lassen das kurze Ende einfach herabhängen. Setzen Sie sich und stellen Sie Ihren Ellbogen auf einem Tisch oder einer anderen festen Unterlage auf (sie sollte flach und hell sein), dann knicken Sie Ihr Handgelenk um etwa 90 Grad. Lassen Sie das Pendel im Uhrzeigersinn weit kreisen und sagen mit Überzeugung: „Von nun an bedeutet diese Rotation im Uhrzeigersinn ‚Ja' für dich." Während Sie das Pendel weiter kreisen lassen, wiederholen Sie die Affirmation einige Minuten lang für sich selbst wie ein Mantra, das Sie in Ihre tiefsten Tiefen schicken, um es zu verinnerlichen.

Halten Sie das Pendel an und lassen seine Spitze sanft auf den Boden aufkommen, um die letzte Information zu entladen. So ist das Pendel bereit für eine neue Anfrage. Bitten Sie es mit einer kleinen Vorwärtsbewegung, zu rotieren und die Bewegung zu zeigen, die für die Antwort „Ja" steht. Sie werden sehen, wie das Pendel mit einigen Rucken am Handgelenk, die abseits Ihrer Kontrolle geschehen, zu kreisen beginnt. Bei einigen rotiert es weiter und schneller, bei anderen langsamer und enger – das ist sehr individuell.

Jetzt entladen Sie das Pendel wieder und wiederholen die erste Übung, nur soll es dieses Mal gegen den Uhrzeigersinn kreisen. Dabei sprechen Sie andächtig: „Von nun an bedeutet diese Rotation gegen den Uhrzeigersinn ‚Nein' für dich."

Denken Sie immer daran, das Pendel zwischen zwei Fragen zu entladen. Jetzt sind Sie bereit für den abschließenden Test.

Legen Sie einen Stein vor sich hin und fragen das Pendel, ob dies der richtige für Sie ist. Dann fragen Sie das Umgekehrte, also, ob dies der falsche Stein ist. Das Ergebnis ist nur dann korrekt, wenn die zwei Antworten unterschiedlich und daher konsequent sind.

Im Falle eines widersprüchlichen Ergebnisses empfiehlt es sich, eine Entspannungsübung durchzuführen, um den Geist von Gedanken und Sorgen freizubekommen, und den Test dann zu wiederholen.

Anfangs ist es normal, mehrere falsche Antworten zu erhalten, denn noch kontrolliert Ihr Verstand das Pendel und nicht Ihr tieferes Selbst. Eine sehr gute Übung, die mindestens 10 Minuten ausgeführt werden sollte, ist, den Körper zu strecken und die Kontrolle loszulassen, bevor man das Pendel in die Hand nimmt. Sie werden feststellen, dass diese Entspannungstechnik Ihnen erstaunliche Ergebnisse liefern wird.

NEGATIVE ENERGIE UND ENERGIEVAMPIRE

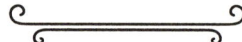

I m Verlauf jahrelanger intensiver Studien ist mir klargeworden, dass Menschen zur Kristalltherapie kommen, weil sie Antworten auf wichtige Fragen suchen.

Dazu gehört die Sorge, wie sie sich vor negativer Energie schützen können, die sie um sich herum spüren und durch die sie sich unwohl fühlen. Es ist wichtig, dass wir uns fragen, warum die negative Energie anderer Menschen diese Wirkung auf uns haben könnte. Und es stellt sich heraus, dass wir selbst aufgrund unserer Ängste und Beklemmungen die größten Produzenten negativer Energie sind. Sie senkt das Schwingungsniveau, dadurch füllt sich der physische Körper und speziell der Energiekörper mit Angsthormonen. Angst wiederum löst zwanghafte Gedanken aus, die auf unsere Umgebung ausstrahlen. Geschieht das über einen längeren Zeitraum, geht diese Energie auf Dinge über, die uns umgeben, besonders auf Betten, Kissen und Sofas, von denen wir sie täglich wieder übernehmen.

Eine Frage wird oft gestellt: Gibt es Menschen bei der Arbeit oder in der Familie, die unsere Energie absaugen, einfach nur, weil sie neben uns stehen?

Bevor ich einen roten Jaspis empfehle, richtet sich die Gegenfrage immer auf dasselbe Problem: Warum saugen diese Menschen unsere Energie und nicht die anderer? Die nächste (und abschließende) Frage ist: Warum ist es diesen Vampiren erlaubt, Ihre Energie zu saugen?

In den meisten Fällen helfen die richtigen Antworten, eine neue Einstellung zu finden, damit ist das Problem ohne weitere Hilfe gelöst.

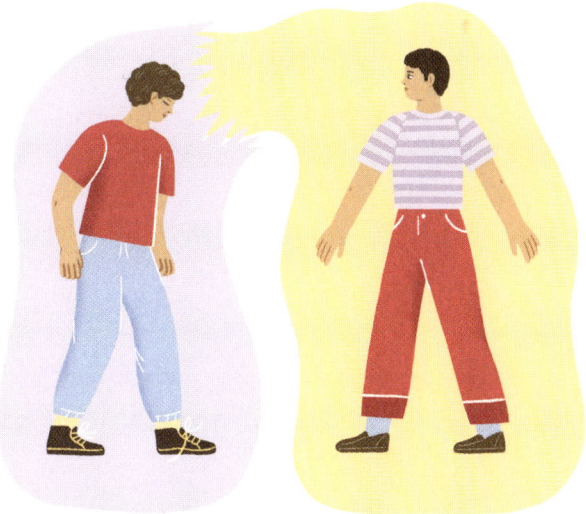

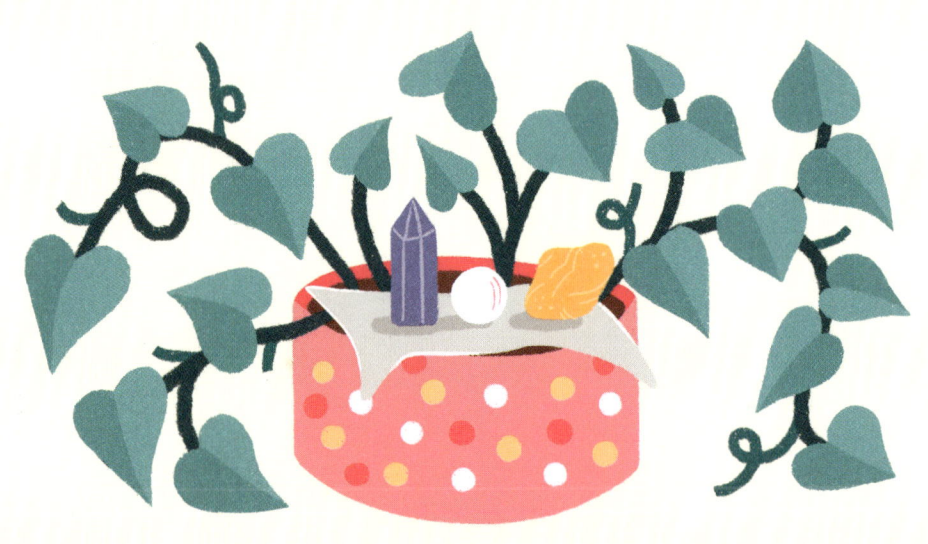

KAPITEL 7

DER UMGANG MIT STEINEN UND IHRE REINIGUNG

Das Thema Reinigung von Steinen wird seit jeher von Kontroversen begleitet. Die Kristalltherapie ist eine uralte Methode. Seit den frühen Anfängen der Menschheit wurden aus Kristallen Schmuck und Amulette für heilige Zwecke oder für Alltagsgegenstände (wie Jagdgeräte) gefertigt. Ich liste hier die effektivsten Reinigungsmethoden auf, alle wurden von mir ausprobiert und bewertet. Die Resultate wurden durch Quantitäts- und Qualitätstests bestätigt.

Wie Steine verschmutzen

Wir haben gesehen, dass jeder Stein mit einer bestimmten Frequenz schwingt. Steine neigen dazu, ihre Frequenzen auf ihre Umgebung zu übertragen, um sie zu reharmonisieren. Hat die Umgebung ihre angestammte Frequenz wieder, ist die Arbeit des Kristalls beendet. Wenn aber die Umgebung nicht zurück zu ihrer Balance findet, kommt es zu einem echten Konflikt. Dabei nimmt der Stein die veränderte Frequenz der Umgebung an und bietet zum Austausch seine an. Je länger diese Spannung andauert, umso mehr gestörte Energie nimmt der Kristall auf.

Es kann vorkommen, dass ein Stein so viel verstimmte Energie aufnimmt, dass er seine eigene Frequenz verliert und damit nicht weiter eingesetzt werden kann. In anderen Worten: Der Kristall stirbt.

Das gleiche geschieht mit Steinen, die getragen werden, wenn schwere Energie überwiegt: Am Ende sind sie schlicht überfordert. Der Mensch ist ein ausgeklügeltes System von Energie und Gefühlen und der Stein muss mit den verschiedenen Frequenzen, mit denen er in Kontakt kommt, fertig werden. Wenn die Ursache für die schwere Energie nicht nachlässt, wird er leiden.

Steine, die von Menschen getragen werden, sterben häufiger als die, die einer Umgebung ausgesetzt sind.

Selbst in dieser Situation setzt der Kristall nicht mit seinen Bemühungen aus, auch wenn das Energiezentrum sein Gleichgewicht nicht findet. Er wird immer weiter versuchen, zu heilen – vergeblich. Nimmt der Stein immer weiter negative Frequenzen auf, weil sich die Umstände nicht ändern, ist es so, als ob ein Motor immer weiter Treibstoff ansaugt, ohne Energie produzieren zu können.

Leblose Steine erkennen

Es ist relativ einfach, leblose Steine zu erkennen: Der schnellste Weg ist, sie nach Helligkeit und Farbe zu untersuchen. Wenn sie gedämpft oder verändert aussehen, teilweise oder deutlich, deutet das auf ein Problem hin.

Genauer arbeitet das Pendel, das sicher feststellen kann, ob der Kristall noch aktiv ist oder bereits tot.

Reinigung

Bestimmte Steinarten können mit einer milden Seife und Wasser gereinigt und anschließend abgespült werden. Sie müssen gut trocknen. Wenn es nicht möglich ist, Wasser anzuwenden, kann man mit einer kleinen, mittelharten Bürste die Staubansammlungen entfernen.

Energetische Reinigung

Zu Beginn möchte ich betonen, dass Steine nicht wieder aufgeladen werden müssen, wie wir das so oft hören, sondern sie brauchen eine Reinigung, die die blockierte Energie, die sie aus ihrer Umgebung aufgenommen haben, entfernt, damit sie nicht daran zugrunde gehen.

Legen Sie den Stein drei Nächte unter den vollen Mond und sehr selten nur unter die Sonne, damit bringen Sie die Kraft des Kristalls wieder hervor.

Vermeiden Sie bitte den Einsatz von Reinigungsmitteln, die nicht recycelbar sind oder für andere Funktionen gedacht sind, wie Salz (beschädigt in den meisten Fällen die Steine), laufendes Wasser (abgesehen von der Verschwendung würde es Tage dauern, bis der Stein richtig sauber ist und häufig nimmt er dabei Schaden) und so weiter.

Erde

Die einfachste Art, einen Stein zu reinigen, ist, ihn auf Pflanzenerde zu legen. Auch in der Stadt kann man einen Garten – oder manchmal: eine Topfpflanze – haben. Sie können den Kristall auch vergraben, achten Sie dabei darauf, die Pflanze nicht zu verletzen. Legen Sie den Stein dorthin, wo die Pflanze aus der Erde herausguckt und lassen ihn mindestens 72

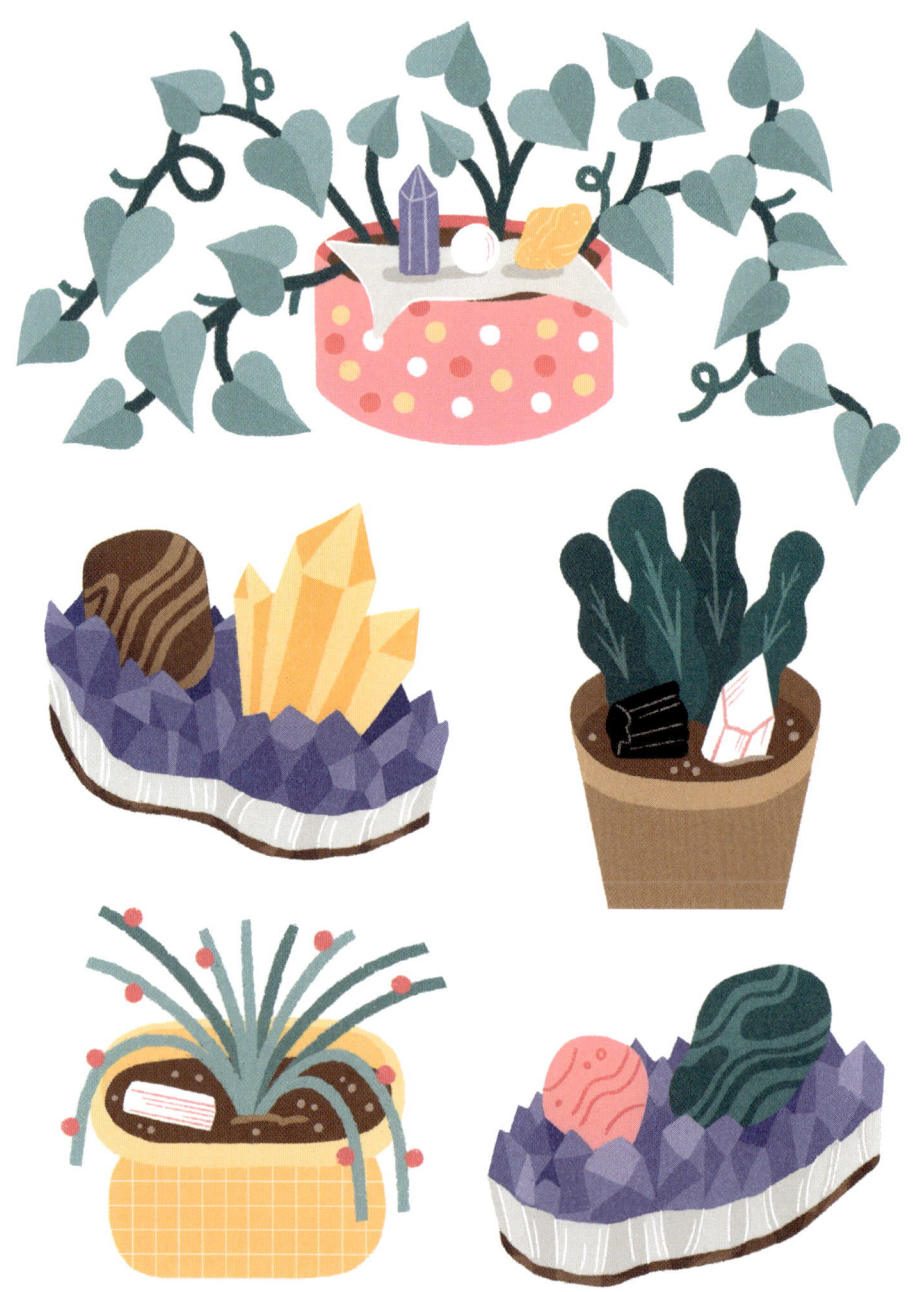

Stunden dort, wobei der Stein niemals direktem Sonnenlicht ausgesetzt werden darf, das kann ihn beschädigen, manchmal dauerhaft.

Was nun geschieht, ist ein natürlicher Prozess, den wir seit jeher kennen: zum Beispiel bei Anpflanzungen, die mit Tierexkrementen gedüngt werden, die sie düngen, damit neues Leben möglich ist.

Ein Stein, der in der Erde liegt, kann die schwere Energie dorthin abgeben, während sich die Pflanze an ihr labt.

Trockene Erde

Manchmal werden Steine fleckig, andere werden durch Feuchtigkeit angegriffen. Falls ein Stein zu feucht geworden ist, ist diese Reinigungsmethode geeignet: Platzieren Sie ihn mindestens 72 Stunden lang an eine Pflanze mit trockener Erde um sich, weg vom Sonnenlicht, und legen ein Tuch aus Naturfasern wie Baumwolle zwischen Stein und Erde. Ohne direkten Kontakt zur Erde wird überschüssige Feuchtigkeit herausgefiltert.

Amethyst

Eine Amethyst-Druse, das ist ein zusammengewachsenes Konglomerat dieses Steins, ist ein ausgezeichneter Ablageort für unsere geliebten Helfer.

Von Natur aus nimmt der Amethyst schwere Energie auf und verwandelt sie von selbst in leichtere. Es reicht, den Stein abseits von direkter Sonneneinstrahlung 72 Stunden auf die Druse zu legen, um ihn ordentlich zu reinigen.

Aber auch der Amethyst sollte von Zeit zu Zeit gereinigt werden, am besten in der Erde einer Pflanze, damit er alle unausgewogene Energie, die er aufgenommen hat, abgeben kann.

WIE DIE EINZELNEN STEINARTEN GEREINIGT WERDEN

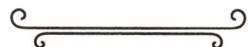

Im Folgenden habe ich für alle Steine, die hier vorkommen, die besten Reinigungsmethoden aufgeführt. Denken Sie daran, dass der Amethyst der universelle Reinigungsstein für alle Steine ist.

ERDE

Aquamarin

Amethyst

Ametrin

Grüner Aventurin

Chiastolith (Andalusit)

Karneol

Roter Jaspis

Granat

Versteinertes Holz

Schwarzer Onyx

Schwarzer Obsidian

Sonnenstein

Citrin

Hyalinquarz

Rosenquarz

Rubin

Smaragd

Sodalith

Schwarzer Turmalin

TROCKENE ERDE UND EIN TUCH

Blauer Chalcedon	Malachit
Orangencalcit	Tigerauge
Gelber Calcit und Honigcalcit	Weißer Onyx
Gelber Fluorit	Mondstein
Violetter Fluorit	Pyrit
Lapislazuli	Rhodochrosit
Lepidolith (Rosa Glimmer)	Sugilith

AMETHYST-DRUSE

Angelit	Magnesit
Azurit	Selenit

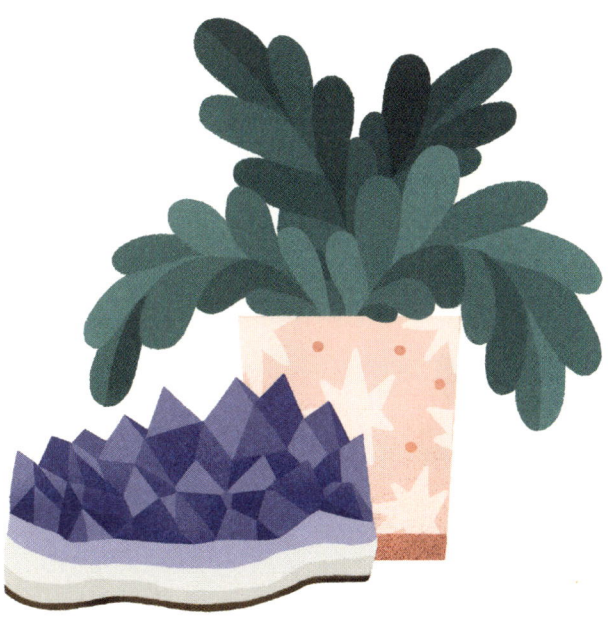

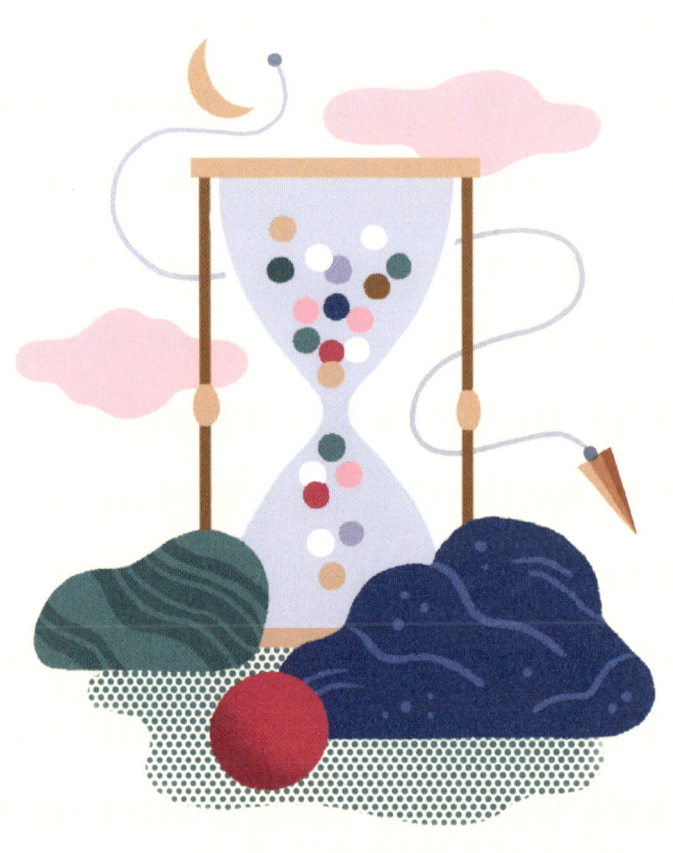

KAPITEL 8

NUTZUNGSDAUER DER STEINE

Dieses Thema ist etwas schwierig zu behandeln, denn jeder Mensch hat seine eigene Körperlichkeit und daher seine individuellen Energien und Bedürfnisse.

Dann gibt es Steine, die auf keinen Fall längere Zeit getragen werden sollten und andere, die sich dafür geradezu anbieten. Kristalle, die besonders kurz benutzt werden dürfen, sind auf den beschreibenden Karten gekennzeichnet.

Denken Sie immer daran, dass Kristalle ausschließlich tagsüber getragen werden. Am Abend müssen sie abgenommen und weggelegt werden, am besten in einen Raum, in dem Sie nicht schlafen. Für die nächtliche Verwendung gibt es spezielle Steine.

Das Abnehmen der Steine verhindert, dass sie den physischen und den Energiekörper weiter stimulieren, das würde zu unruhigem Schlaf führen, manchmal zu Alpträumen oder so viel Anregung, dass an Schlaf nicht zu denken ist.

Durch die Hände-Methode und das Zuhören erkennen wir, wann der richtige Zeitpunkt gekommen ist, einen Stein abzulegen. Zwei Situationen können auftreten:

- Wir können den Stein nicht mehr fühlen, er ist lediglich zu Schmuck geworden.

- Wir bemerken nach einer Zeit des Tragens ein gewisses körperliches Unwohlsein: Er könnte Druck auf den Hals ausüben oder Unruhe erzeugen.

Durchschnittlich wird ein Stein 15 bis 20 Tage getragen, der genaue Zeitraum hängt von der Person ab, die ihn trägt. Aufmerksames Lauschen in sich selbst ist dabei sehr zu empfehlen.

Die Nutzungsdauer eines Steins mit einem Pendel feststellen

Um das Pendel in dieser Sache hinzuzuziehen, gehen Sie wie folgt vor:

- Halten Sie das Pendel etwas 10 cm über den Stein.

- Bitten Sie um Anweisung, wie lange er am besten getragen wird (die Methode ist für Minuten, Stunden oder Tage immer gleich).

- Warten Sie auf eine positive Antwort.

Wollen Sie wissen, wie viele Minuten es sein sollen, fangen Sie bei 1 an zu zählen. Erreichen Sie die korrekte Zahl, schwingt das Pendel auf die Weise, die Sie als bestätigend festgelegt haben.

Auf dieselbe finden wir Stunden und Tage heraus.

Das Pendel ist besonders leicht zu beeinflussen. Daher ist es immer ratsam, eine Gegenfrage zu stellen, die als Bestätigung der Antwort gilt, die wir bereits erhalten haben.

Wenn Sie beispielsweise eine positive Antwort auf die Frage bekommen haben, ob der Stein 15 Tage getragen werden soll, dann fragen Sie hinterher, ob die Dauer 20 oder 10 Tage sein soll. Bekommen Sie hierbei ebenfalls eine Bestätigung, ist die erste Antwort falsch, eventuell durch Sie selbst beeinflusst. Dann starten Sie eine neue Befragung und achten darauf, das Pendel nicht zu beeinflussen. Sie könnten vorher eine kleine Meditation zur Entspannung durchführen oder eine Atemübung, um Ihre Mitte und damit die nötige Ruhe und Aufmerksamkeit zu finden.

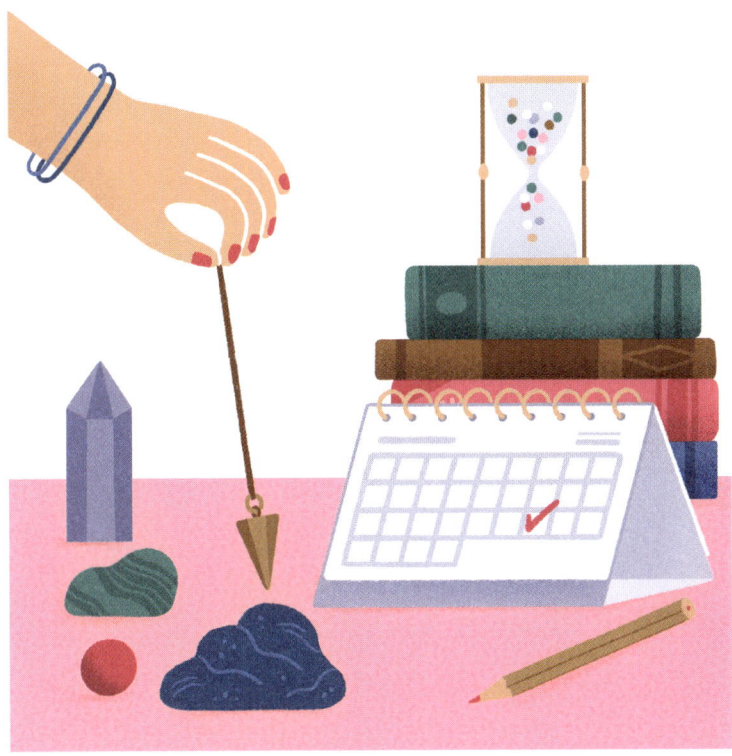

DIE INDIREKTE VERWENDUNG VON STEINEN

Kristalle sind großartige Helfer in normalen und außergewöhnlichen Situationen, in denen wir niemals daran gedacht hätten, sie für unsere physische, emotionale und psychische Gesundheit und die von anderen Menschen einzusetzen.
Der nächste Abschnitt beleuchtet ihre Haupteinsatzgebiete.

Wasser

Steine können ihre Schwingungen dafür verwenden, Informationen weiterzugeben: Anders gesagt, senden sie ihre Frequenz an andere Elemente, die daraufhin zu deren Überträgern und Trägern werden. Wasser ist das Element, das die Frequenzen am besten aufnimmt. Der japanische Wissenschaftler Masaru Emoto führte berühmte Experimente zum Gedächtnis von Wasser durch. Wird es bestimmten

Stücken klassischer Musik ausgesetzt, wie beispielsweise dem *Ave Maria* von Schubert oder dem Klang von Worten wie „Danke" oder „Ich liebe dich" und danach eingefroren, bildet das Wasser harmonische Kristalle. Werden rohe Worte und Ausdrücke wie „Ich hasse dich" oder „stirb" gesprochen oder Heavy Metal-Musik am Wasser gespielt, werden die Eiskristalle unregelmäßig, fast wie zerbrochen. Dasselbe geschieht beim Einfrieren von Wasser aus einem sehr verschmutzten See.

Wir müssen bedenken, dass Lebewesen zu großen Teilen aus Wasser bestehen, das Informationen aus Gedanken oder gesprochenen und gehörten Worten speichert. Das könnte erklären, warum wir auf bestimmte Weise die Bereiche des Lebens betrachten, je nachdem, welche Umgebungsschwingungen dort vorzufinden sind.

Anhand Dr. Emotos Forschung lässt sich folgern, dass, wenn Wasser, das wir trinken wollen, mit Pflanzenblättern in Berührung kommt, auf denen „Liebe", „Güte" und „Vergebung" steht, diese Information tief in unsere Moleküle und somit in unsere Zellen übergeht, die positive oder negative Botschaften aussenden, je nachdem, als was sie starteten.

Lotionen

Liegt Rosenquarz mindestens eine Nacht lang in einer Bodylotion, gehen seine wohltuenden Frequenzen über das Wasser in die Lotion über, die die Informationen des Kristalls empfängt und daraufhin die Haut auf eine Weise befeuchtet, die ein erstaunliches Ergebnis erzielt.

Statt Rosenquarz lässt sich diese Methode auch mit anderen Steinen, die Ihren jeweilen Ansprüche entsprechen, durchführen. Einen Citrin in die Lotion zu legen und damit den Solarplexus zu massieren, steigert das Selbstwertgefühl oder weckt den Mut, den wir gerade brauchen. Wenn Sie Ihre Lieblingssteine kennen, könnten Sie sie als Kompressen mit Lotion verwenden. Es lassen sich bemerkenswerte Erfolge durch indirekten Kontakt erzielen.

Unbedingt beachten sollten Sie bei den Kompressen, dass Sie keine Steine nehmen, die das Wasser fürchten, damit Sie dem Stein keinen Schaden zufügen und vielleicht Rückstände in Ihrer Lotion finden, die Ihre Haut während der Massage ankratzen. Was das betrifft, ist es am besten, polierte Stein zu nehmen, sie sind energetisch und physisch sauber – oder, wo es möglich ist, Rohkristalle wie Hyalinquarz.

Elixiere

Wie bei den Lotionen können wir die Steine durchtränken und dadurch eine tiefe Harmonisierung erreichen.

Beachten Sie bei der Methode unbedingt, dass Steine während des Abbaus und der Verarbeitung häufig mit Ölen und industriellen Substanzen gebunden werden, die unserer Gesundheit schaden. Daher ist es wichtig, den direkten Gebrauch von Steinen im Wasser zu vermeiden.

Verwenden Sie einen Glaskrug oder ein großes, hohes Glas als inaktives Material. Wenn Sie den Kristall mit der äußeren Seite des Behälters in Kontakt bringen, dringt die Information des Steins durch das Glas direkt in das Wasser, ohne die möglicherweise unzuträglichen Stoffe im Kristall zu übernehmen. Der Stein muss das Glas mindestens drei Stunden ohne Unterbrechung berühren. Übertreiben Sie es nicht mit dem Trinken des Elixiers, das sein volles Potential schon bei einer Menge von etwa Zweidrittel eines Wasserglases entfaltet. Das klingt nicht nach viel, aber auf einer tiefen Ebene dringt es machtvoll in unsere Erinnerung ein. Eine übermäßige Einnahme kann dazu führen, dass der Körper als Schutzmechanismus die Aufnahme der Frequenz blockiert und es zu heftigen Reaktionen auf physischer, emotionaler, mentaler und spiritueller Ebene kommt.

Reinigen Sie die Steine vor dem Einsatz äußerlich und energetisch mit einer der Methoden, die Sie hier im Buch finden.

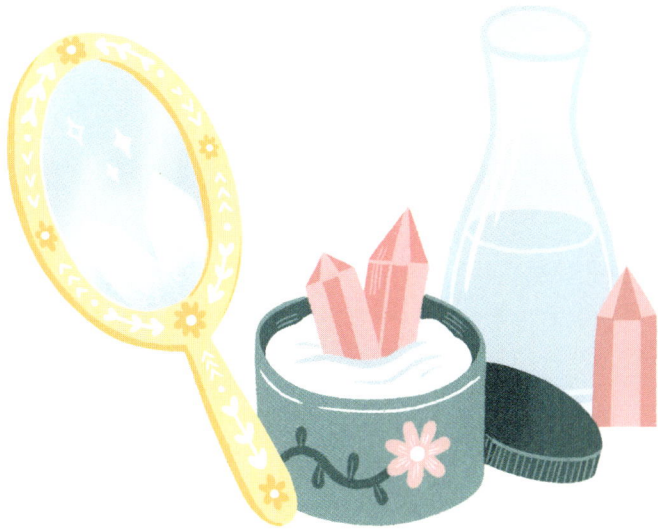

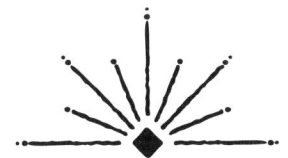

FOTOKATALOG

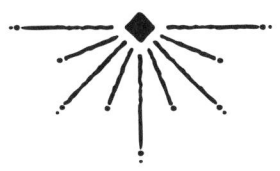

DIE 9 HAUPT-STEINE

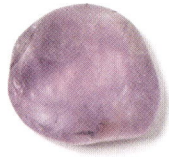

Amethyst

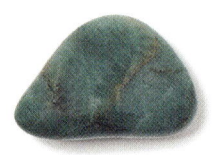

Grüner Aventurin

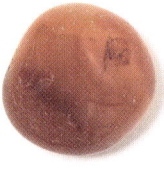

Karneol

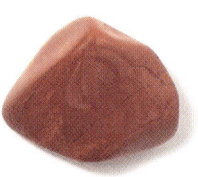

Roter Jaspis

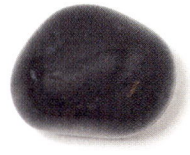

Schwarzer Onyx

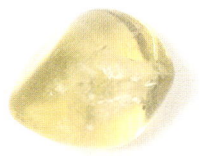

Citrin

Hyalinquarz
(Bergkristall)

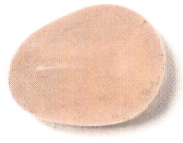

Rosenquarz

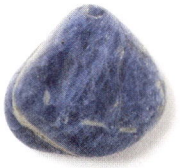

Sodalith

GERINGERE STEINE

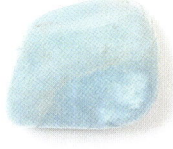

Aquamarin

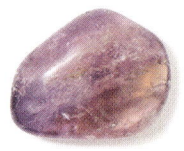

Ametrin

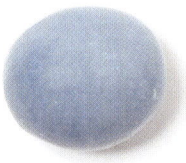

Angelit

Azurit

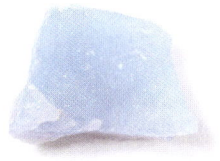

Blauer Chalcedon

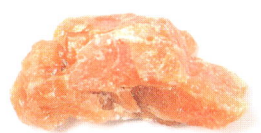

Orangencalcit

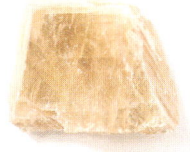

Gelber Calcit und
Honigcalcit

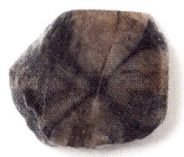

Chiastolith
(Andalusit)

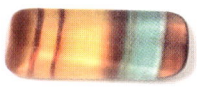

Gelber Fluorit

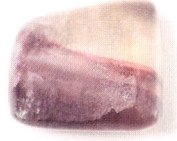

Violetter Fluorit

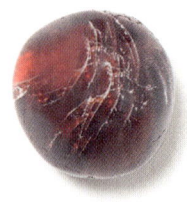

Granat

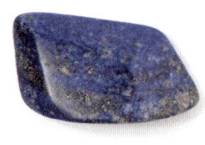

Lapislazuli

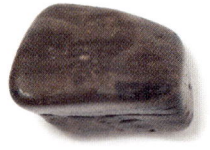

Versteinertes Holz

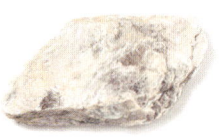

Lepidolith

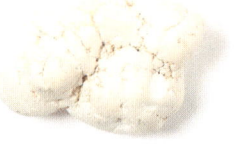

Magnesit

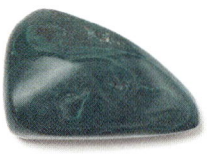

Malachit

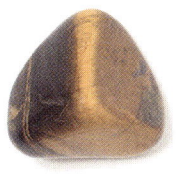

Tigerauge

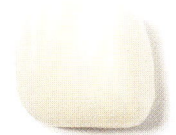

Weißer Onyx

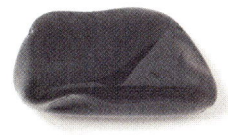

Schwarzer Obsidian

Mondstein

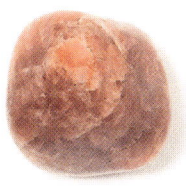

Sonnenstein

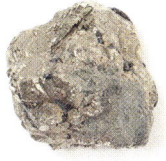

Pyrit

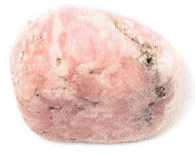

Rhodochrosit

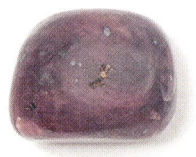

Rubin

Selenit

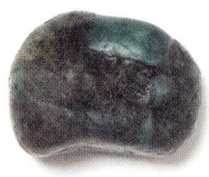

Smaragd

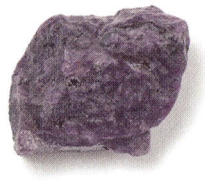

Sugilith

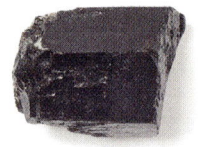

Schwarzer Turmalin

DAS PENDEL

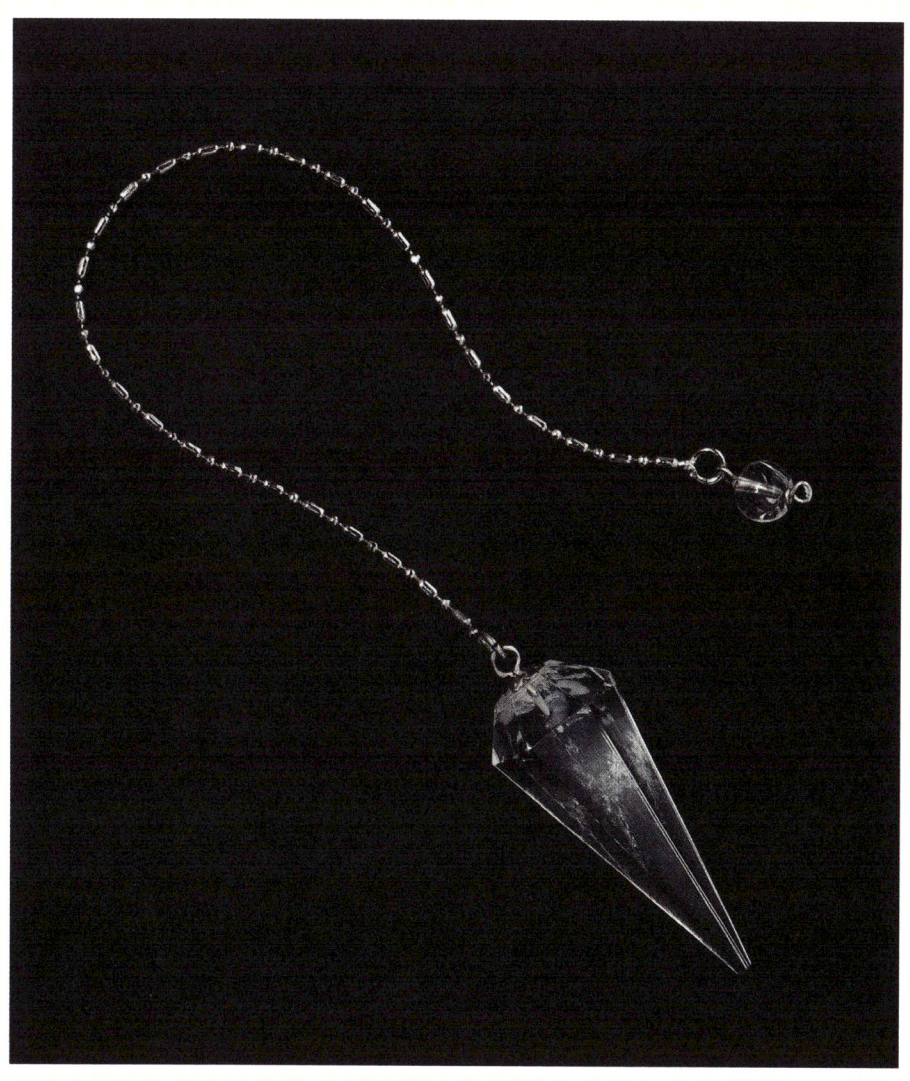

LUCA APICELLA

....

Bereits seit seiner Kindheit ist Luca von der Natur und von der Energie der Erde fasziniert. Das brachte ihn dazu, Reiki zu erlernen und auf eine wundervolle Reise zu gehen, die ihn zur Naturheilkunde führte. Nach und nach fügte er seinen Kompetenzen neben anderen Energietherapien die Kristalltherapie hinzu, die zu seinem Arbeitsmittel und zum Thema von Schulungen und Seminaren geworden ist, die er durchführt. Seit 2021 ist er als Experte und Anleiter fürs Waldbaden (Shinrin-Yoku) und in der psychosomatischen Beratung tätig.

In seinen Präsenz- und Onlinekursen kombiniert er seine Schulungen mit Aufenthalten in der Natur und in Wäldern, denn er weiß, dass der Kontakt mit unseren geliebten Bäumen und der Natur, aus der wir stammen, auch für nur einen Moment lang einen großen Unterschied machen kann.

ALESSANDRA DE CRISTOFARO

....

Alessandra ist als Illustratorin für Magazine, Werbeagenturen und internationale Verlage tätig. Ihre Arbeit spiegelt ihr ganzheitliches und spirituelles Interesse wider, ihr Fokus liegt auf der Beziehung zwischen inneren und äußeren Welten, was in einer traumähnlichen, surrealen, Pop-inspirierten Atmosphäre Ausdruck findet.

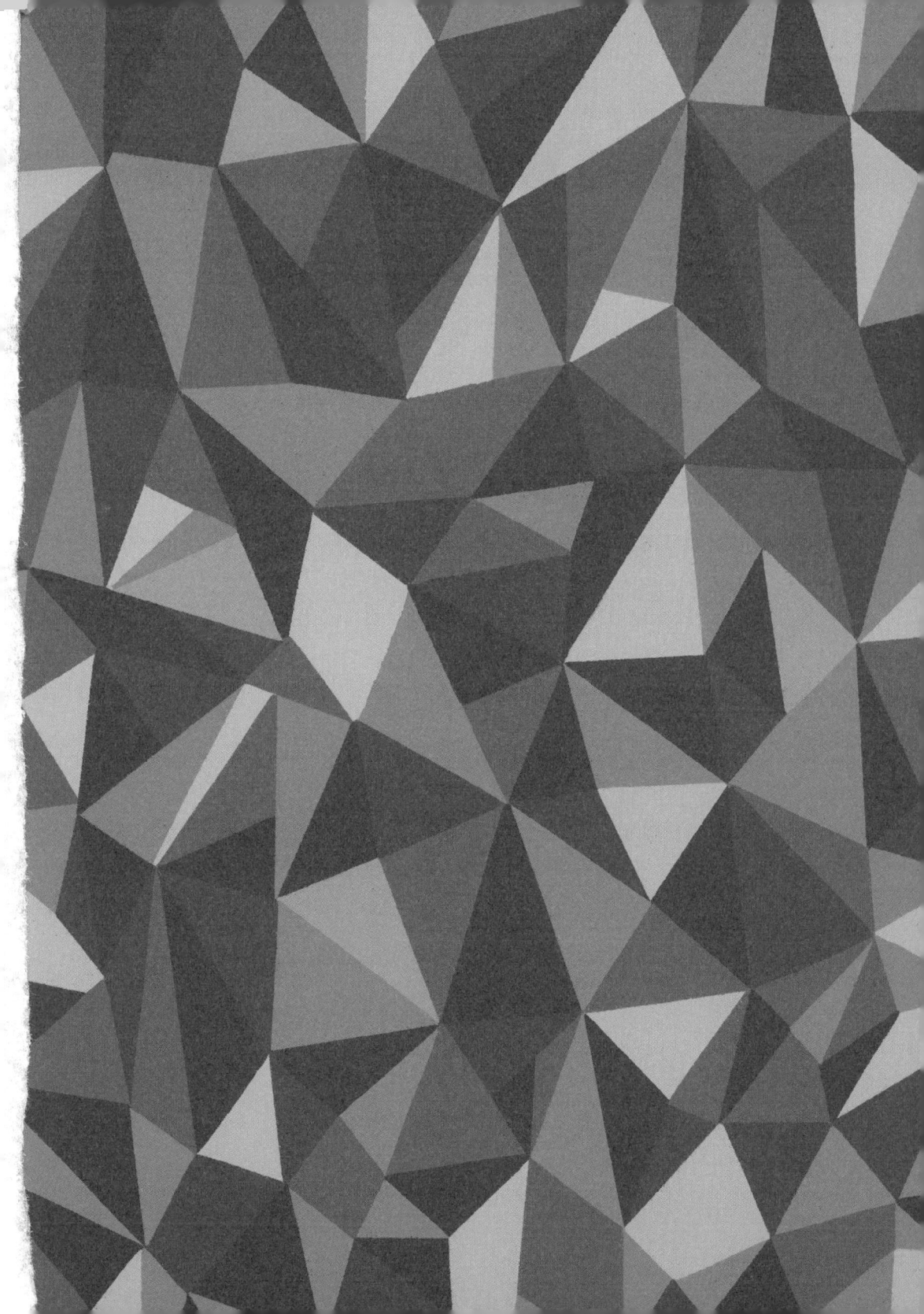

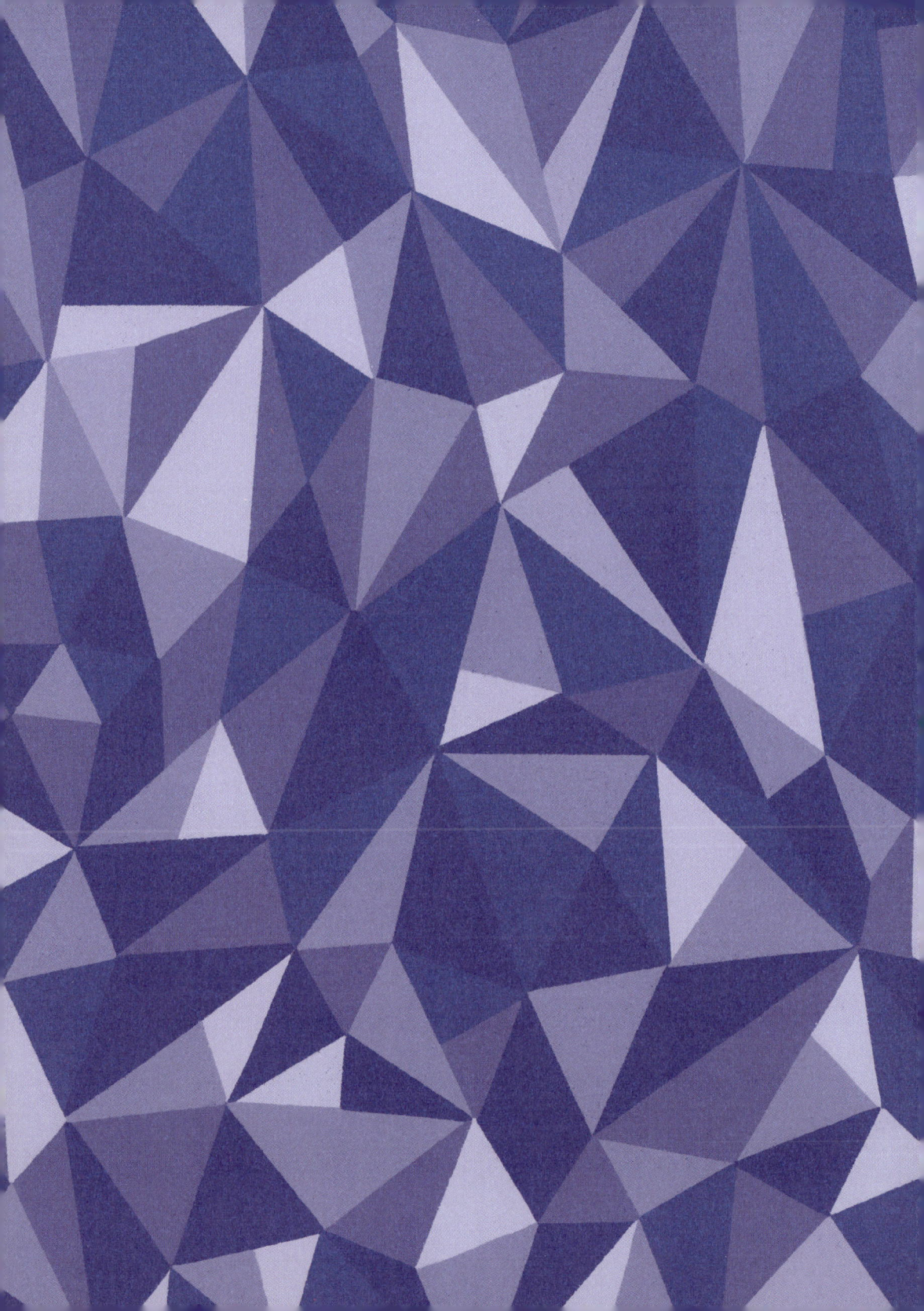